助産師のための
妊娠糖尿病ケア実践ガイド

福井トシ子・井本寛子 編著

医歯薬出版株式会社

執筆者一覧

● **編　集**────────

福井トシ子　公益社団法人日本看護協会会長
井本　寛子　公益社団法人日本看護協会常任理事

● **執　筆**（五十音順）────────

井本　寛子　編集に同
大原　明子　東京女子医科大学病院看護部
数間　恵子　元・東京大学大学院医学系研究科
　　　　　　成人看護学／緩和ケア看護学分野教授
片岡弥恵子　聖路加国際大学大学院
　　　　　　ウィメンズヘルス・助産学教授
北岡　朋　大森赤十字病院看護部
清水　一紀　心臓病センター榊原病院
　　　　　　糖尿病内科部長
鶴見　薫　湘南医療大学大学院
　　　　　　保健医療学研究科助教
長坂　桂子　NTT 東日本関東病院看護部
　　　　　　母性看護専門看護師
楢原　直美　済生会横浜市東部病院看護部師長
　　　　　　糖尿病看護認定看護師

肥後　直子　京都府立医科大学附属病院看護部師長
　　　　　　糖尿病看護認定看護師
弘田　伴子　公益社団法人日本看護協会
　　　　　　看護研修学校認定看護師教育課程
　　　　　　糖尿病看護認定看護師
福井トシ子　編集に同
松永真由美　聖路加国際大学大学院看護学研究科
　　　　　　博士後期課程
森　小律恵　公益社団法人日本看護協会
　　　　　　看護研修学校認定看護師教育課程
　　　　　　糖尿病看護認定看護師
安日　一郎　国立病院機構長崎医療センター
　　　　　　産婦人科部長
横手　直美　中部大学大学院生命健康科学研究科
　　　　　　発達看護学准教授

This book was originally published in Japanese
under the title of :

JOSANSHI-NO TAMENO
NINSHINTONYOBYO CARE JISSEN GUIDE
(A Practical Care Guide to Gestational Diabetes Mellitus for Midwives)

Editors :

FUKUI, Toshiko

　President, Japanese Nursing Association

IMOTO, Hiroko

　Executive Officer, Japanese Nursing Association

ⓒ　2019　1st ed.

ISHIYAKU PUBLISHERS, INC.

　7-10, Honkomagome 1 chome, Bunkyo-ku,
　Tokyo 113-8612, Japan

推薦のことば
―アドバンス助産師とアドバンス助産師を目指す助産師の皆さまへ―

　CLoCMiP®（助産実践能力習熟段階）レベルⅢ認証制度は，日本の助産関連5団体（日本助産師会，日本看護協会，日本助産学会，全国助産師教育協議会，日本助産評価機構）が，助産実践能力習熟段階（クリニカルラダー；Clinical Ladder of Competencies for Midwifery Practice, CLoCMiP）を基盤に，ALL JAPANで取り組む助産師の継続教育体制として2015（平成27）年に創設された制度です．本制度は助産師がCLoCMiPレベルⅢに達していることを客観的に審査し認証する仕組みであり，一般財団法人日本助産評価機構が認証しています．CLoCMiPでは，日本助産師会が助産師に必須の実践能力として提示しているコア・コンピテンシー（倫理的感応力・マタニティケア能力・ウィメンズヘルスケア能力・専門的自律能力の4要素）を軸に，レベルごとに到達度が設定されています．

　日本中どこで就業していても，標準化された評価指標に基づいて評価され，認証された助産師であれば，ケアの受け手である妊産婦も，助産師を雇用する管理者も，ともに働くチームメンバーもその能力を認知することができます．2015（平成27）年以降，2018（平成30）年度までに3回の認証が行われ，CLoCMiPレベルⅢと認証された助産師は12,000人となりました．CLoCMiPレベルⅢを認証された助産師はアドバンス助産師®と呼称され，全国で活躍しています．

　CLoCMiPレベルⅢ認証制度は5年ごとの更新制であり，2020（令和2）年には1回目の更新年を迎えます．このようななか，本書「助産師のための妊娠糖尿病ケア実践ガイド」が発刊されました．

　近年の出産年齢の上昇等によるハイリスク妊産婦の増加，メンタルヘルスケアや児童虐待予防の観点でのケアの必要性などを背景に，助産師には高度な専門性をもった継続的・長期的なケア，地域における育児期までの切れ目のないケアの実践が求められています．アドバンス助産師はこのような周産期の現状をふまえ，院内助産や助産師外来を開設し，自己の責任において妊産婦へケアを提供しますが，社会資源も活用しながら1人ひとりの妊産婦に合わせてきめ細やかなケアを提供する必要性がよりいっそう高まっています．

　アドバンス助産師が備えるべき能力の一つとして，妊娠糖尿病と診断された妊産婦へのケアがあります．それは，CLoCMiPレベルⅢ認証制度の必須研修「フィジカルアセスメント：代謝」に該当します．全妊婦の約10％が糖代謝異常と診断される昨今にあって，本書はすべての助産師に役立つ待望の書です．

　アドバンス助産師の皆さま，そしてアドバンス助産師を目指す助産師の皆さまが本書を活用し，助産ケア実践能力の向上に役立てていただけるよう，本書を推薦します．

2019年9月

一般財団法人日本助産評価機構　理事長
堀内成子

はじめに

　助産師は，妊娠，分娩，産褥が順調に経過するように，正常から逸脱しかけた状態から正常な状態に戻るように，助産ケアを提供しています．しかしながら，いまや妊婦の初産年齢は30歳をこえ，40歳台での出産も稀有ではなくなりました．このような状況とも相まってハイリスク妊産婦が増加していることから，正常に経過している妊産婦へのケアのみならず，助産師によるハイリスク妊産婦へのより主体的なケアが必要とされています．

　こうした背景をふまえ，助産実践能力習熟段階(クリニカルラダー) CLoCMiP® レベルⅢ認証制度[1]では，妊婦の代謝異常に関する知識のブラッシュアップが必須研修として位置づけられています．本書は，本認証を受けてアドバンス助産師®として活躍する助産師はもちろんのこと，これからアドバンス助産師を目指す助産師に最適の書として企画されました．

　本書は3つのchapterとコラムで構成されています．「**chapter 1. 妊娠糖尿病ケアに必要な基礎知識**」では，妊娠糖尿病ケアを実践する前に理解しておくべき，妊娠による生理的・身体的変化，妊娠糖尿病の診断基準，母子に与える影響等について解説をしていただいています．助産基礎教育で学んだ内容も含まれますが，妊娠中のインスリン抵抗性が理解できると妊娠糖尿病の機序がわかり，対応方法も自ずと理解できることでしょう．また，妊娠中の糖代謝異常の徴候を見逃さないための臨床推論の重要性，妊娠・出産や糖代謝異常にかかわる診療報酬において助産師の活動が評価されている項目，看護職との連携が重要となる項目についても概説していただきました．診療報酬体系を理解するには少し時間が必要かもしれませんが，まずは関心をもっていただきたいと思います．

　続く「**chapter 2. 妊娠糖尿病妊産婦と新生児のケア**」は①基礎編と②実践編で構成されています．妊産婦への支援を行うために必要な前提知識を伝える「**①基礎編**」では，妊産婦を取り巻く社会状況や子育て環境を概観するとともに，妊産婦のライフスタイルや情緒的変化を考慮した支援，食事療法の基本的な考え方について解説しています．後半の「**②実践編**」では，妊娠糖尿病妊産婦や新生児のケアの実際を，妊娠初期，中期，後期，分娩期，産褥期，産後に分けて解説しています．妊娠糖尿病が妊娠各期でどのように変化するのかを理解できると思います．

　最終章「**chapter 3. 事例から学ぶ 妊娠糖尿病ケア**」では，chapter 2の「基礎編」の学びを「実践編」で統合し，さらに具体的な事例を通して臨床に応用していただけるよう2事例の展開を行っています．もし，これらの事例の妊娠糖尿病妊産婦に助産師が面談するとしたら，どのような支援が必要か，糖尿病看護認定看護師や栄養士，内科医師，産科医師等と連携するとしたら，どのような連携や協働が考えられるか，検討していただけるとよいと思います．

　近年，妊娠中の糖代謝異常が母親の未来や子どもの成人期にさまざまな影響を及ぼすことが明らかとなっています．この事実はすなわち，助産師が妊娠糖尿病妊産婦やその児に適切なケアを提供することによって，妊娠期のみならず将来の母子の健康をも支援できる大きな役割を担っていることを意味します．

　本書が，新たな命の誕生のために，そして母子の未来のためによりよいケアの実践を目指す助産師諸姉の皆さまの一助となることを願っています．

2019年9月

福井トシ子・井本寛子

1) 日本助産評価機構：アドバンス助産師とは，https://josan-hyoka.org/advanced/overview（2019/8/18アクセス）

Contents

推薦のことば ―アドバンス助産師とアドバンス助産師を目指す助産師の皆さまへ― 堀内 成子 ………… iii

はじめに 福井 トシ子・井本 寛子 ………… iv

chapter 1 ▶ 妊娠糖尿病ケアに必要な基礎知識 　1

1. 妊娠による生理的・身体的変化　安日 一郎 ………… 2

妊娠と母体内科合併症 ………… 2

妊娠による母体糖代謝の生理的変化 ………… 3

妊娠中(妊娠中期〜後期)の正常妊婦の血糖値の日内変動 ………… 3

インスリン抵抗性とは ………… 5

インスリン抵抗性が関与する産婦人科疾患 ………… 6

胎児プログラミング仮説(DOHaD) ………… 7

妊娠による生理的インスリン抵抗性の発現 ………… 7

妊娠中の生理的インスリン抵抗性が果たしている役割 ………… 8

母体-胎盤-胎児ユニットにおけるインスリン抵抗性と胎児発育 ………… 10

母体のエネルギー蓄積 ………… 11

母体のインスリン抵抗性の発現と周産期合併症 ………… 11

2. 妊娠糖尿病の基礎知識　安日 一郎 ………… 12

妊娠糖尿病の歴史 ………… 12

HAPO研究の成果としての新診断基準 ………… 14

妊娠糖尿病の定義 ………… 15

妊娠糖尿病の診断プロセス ―スクリーニングから診断まで ………… 15

妊娠糖尿病の管理・治療 ………… 16

血糖管理(血糖コントロール) ………… 17

3. 妊娠糖尿病が母児に与える影響　安日 一郎 ………… 23

耐糖能異常合併妊娠と周産期合併症 ………… 23

母児の将来の健康障害リスク ………… 25

おわりに ………… 26

4. 妊娠糖尿病ケアにおける臨床推論の重要性　清水 一紀 ………… 28

臨床推論とは ………… 28

臨床推論の進め方 ………… 28

SBARを用いた臨床推論の実際 ―― 症例1 ………… 29

SBARを用いた臨床推論の実際 ―― 症例2 ………… 33

臨床推論の注意点 ………… 34

インスリンの使用についての臨床推論 ………… 34

v

5. 妊娠・出産と糖代謝異常にかかわる診療報酬　数間 恵子 ―――― 36

はじめに―助産師の行為と医療 ―――――――――――――――――― 36

診療報酬制度の概要 ――――――――――――――――――――――― 36

妊娠・出産と糖代謝異常 ――――――――――――――――――――― 36

糖代謝異常のある妊産婦に適用される可能性のある診療報酬 ―――― 37

糖代謝異常別の診療報酬と課題 ――――――――――――――――――― 42

おわりに―助産師に期待されること ――――――――――――――――― 43

chapter 2 ▶ 妊娠糖尿病妊産婦と新生児のケア　45

❶ 基礎編 ――――――――――――――――――――――――――――― 46

1. 妊産婦や育児を取り巻く社会的状況　長坂 桂子 ――――――――― 46

未婚の男女の結婚観と理想とするライフコース ―――――――――― 46

妊娠・出産・育児と働き方 ―――――――――――――――――――― 46

出産年齢の上昇 ―高年妊産婦の健康リスクと悩み― ――――――― 48

産前産後のメンタルヘルス ―――――――――――――――――――― 50

現代の子育て ―孤立化と負担感― ―――――――――――――――― 51

2. 妊産婦の生活環境と情緒的変化を理解した支援の重要性　福井 トシ子 ―― 53

妊産婦の生活行動改善に向けた支援 ――――――――――――――――― 53

合併症をもつ妊婦の心身の変化と合併症への対応 ―――――――――― 55

妊娠期の情緒的変化への理解と対応 ――――――――――――――――― 57

妊娠糖尿病妊産婦の気持ちの揺らぎを理解して寄り添う ――――――― 59

3. 糖代謝異常妊産婦への食生活支援における基本的な考え方
　　福井 トシ子 ――――――――――――――――――――――――― 60

妊娠中の食事療法 ―――――――――――――――――――――――― 60

食生活に関する情報収集とアセスメントの重要性 ―――――――――― 61

糖代謝異常妊産婦の食生活支援の実際 ――――――――――――――― 62

❷ 実践編 ――――――――――――――――――――――――――――― 64

1. 妊娠初期のケア　松永 真由美 ―――――――――――――――――― 64

妊娠初期の妊娠糖尿病妊婦の特徴 ―――――――――――――――――― 64

妊娠初期の妊娠糖尿病妊婦の心理状態 ――――――――――――――― 65

妊娠初期の妊娠糖尿病妊婦への治療とケア ――――――――――――― 66

助産師の役割 ―――――――――――――――――――――――――― 67

ケアにおける注意点 ――――――――――――――――――――――― 71

2. 妊娠中期のケア　横手 直美　73

妊娠中期の妊娠糖尿病妊婦の特徴 … 73

妊娠中期の妊娠糖尿病妊婦の心理状態 … 74

妊娠中期の妊娠糖尿病妊婦への治療とケア … 74

助産師の役割 … 80

ケアにおける注意点 … 81

3. 妊娠後期のケア　北岡 朋　85

妊娠後期の妊娠糖尿病妊婦の特徴 … 85

妊娠後期の妊娠糖尿病妊婦の心理状態 … 86

妊娠後期の妊娠糖尿病妊婦への治療とケア … 87

助産師の役割 … 90

ケアにおける注意点 … 91

4. 分娩期のケア　大原 明子　93

分娩期の妊娠糖尿病妊婦の特徴 … 93

分娩期の妊娠糖尿病妊婦の心理状態 … 93

分娩期の妊娠糖尿病妊婦への治療とケア … 94

助産師の役割 … 96

ケアにおける注意点 … 97

5. 産褥期のケア　鶴見 薫　98

産褥期の妊娠糖尿病褥婦と児の特徴 … 98

産褥期の妊娠糖尿病褥婦の心理状態 … 99

産褥期の妊娠糖尿病褥婦と児への治療とケア … 99

助産師の役割 … 102

ケアにおける注意点 … 103

6. 産後のケア　片岡 弥恵子　105

退院後の妊娠糖尿病既往女性と児の特徴 … 105

退院後の妊娠糖尿病既往女性の心理状態 … 106

退院後の妊娠糖尿病既往女性と児への治療とケア … 107

助産師の役割 … 110

ケアにおける注意点 … 111

7. 妊娠糖尿病の妊産婦さんからよくある質問と対応例

松永 真由美・横手 直美・北岡 朋・大原 明子・鶴見 薫・片岡 弥恵子・福井 トシ子 … 113

血糖値の測定・管理に関する質問 … 113

分娩に関する質問 … 114

子どもや育児に関する質問 … 115

産後の血糖管理・将来的なリスクに関する質問 … 117

chapter 3 ▶ 事例から学ぶ 妊娠糖尿病ケア　　123

1. 妊娠糖尿病ケアの実践に向けて ―「時間軸」に基づく支援の重要性―
森 小律恵 ……………… 124

生理的なインスリン分泌 …………………………………………………… 124

各栄養素が血糖値に及ぼす影響 ………………………………………… 124

妊娠期の糖代謝の特徴 …………………………………………………… 125

「時間軸」をもった支援の重要性 ………………………………………… 125

母児の健康と暮らしの充実につながる支援を目指す ………………… 126

2. 妊娠中期に妊娠糖尿病と診断され，食事療法と運動療法を実践した事例
肥後 直子・森 小律恵 ……………… 127

Aさんが妊娠糖尿病と診断されるまでの経過 ………………………… 127

妊娠中期〜退院後までの看護 …………………………………………… 128

3. 妊娠初期に妊娠糖尿病と診断され，インスリン療法を実践した事例
楢原 直美 ……………… 144

Bさんが妊娠糖尿病と診断されるまでの経過 ………………………… 144

妊娠中期〜退院後までの看護 …………………………………………… 144

Column
❶ 血糖自己測定指導のポイント　森 小律恵 ……………………………… 83

❷ 妊娠糖尿病妊産婦への切れ目のないケアを目指して
　 ―事例から学ぶ多職種連携の重要性と助産師の役割―　井本 寛子 …… 118

❸ 妊娠中の血糖コントロールの状態を把握するための検査項目　森 小律恵 …… 142

❹ インスリン療法の基礎知識　弘田 伴子 ………………………………… 159

索引 ………………………………………………………………………… 164

＊本書に掲載の助産実践能力習熟段階（クリニカルラダー）®，CLoCMiP®は公益社団法人日本看護協会の登録商標
であり，アドバンス助産師®は一般財団法人日本助産評価機構の登録商標です．文中では読みやすさを考慮して
一部®を省略して表記しています．

＊本書で紹介している事例はすべて模擬事例です．

装丁・本文デザイン：クニメディア株式会社／イラスト：渡邉美里（うさみみデザイン）

chapter **1**

妊娠糖尿病ケアに
必要な基礎知識

chapter 1 妊娠糖尿病ケアに必要な基礎知識

1. 妊娠による生理的・身体的変化

妊娠と母体内科合併症

1 》 妊娠が母体内科合併症に及ぼす影響

　妊娠は，母体の臓器や機能系にさまざまな影響を与えます．その影響は，妊娠子宮の増大に伴う腹部膨隆や乳腺の発達に伴う乳房の変化といった身体的あるいは物理的な変化にとどまらず，母体の種々の臓器や機能系に及びます．こうした母体の変化は，妊娠を正常に維持するための適応，すなわち生理的変化です．その適応は，妊娠の進行という時間軸に伴う変化であることが特徴であり，その生理的変化は臓器・機能系によって異なっています．

　しかし，妊娠を正常に維持するための適応としてのさまざまな臓器・機能系の生理的変化は，妊娠前から認められている内科合併症に対してもさまざまな影響を与えます．たとえば，活動性の気管支喘息合併妊婦では，妊娠で増加するプロゲステロンによる気管支平滑筋の弛緩作用のため，1/3 の妊婦は妊娠中に喘息発作が改善，1/3 の妊婦は妊娠によるさまざまなストレスの増加が喘息発作の増悪因子となり，残る 1/3 はそれらが互いに相殺して，増悪も改善もない「変化なし」の経過を辿ります．このように，妊娠前から存在する内科合併症では，妊娠によってその疾患に関連する臓器・機能系にどのような生理的変化が起こるか，非妊時とどのように異なるのか，妊娠はその疾患病態をどのように変化させるのか，増悪させるのか，影響しないのか等々，妊娠が内科合併症に及ぼす影響を知ることは，内科合併症の妊娠中の管理において基本となる必須知識です．

2 》 母体内科合併症が妊娠に及ぼす影響

　一方，内科合併症そのものが，周産期予後に及ぼす影響も知る必要があります．多くの内科合併症は周産期有害事象を増加させるリスクを伴い，ハイリスク妊娠と称されます．その内科合併症が妊娠による生理的変化の影響を受けて増悪する場合は，そのリスクはさらに増大します．

　心疾患合併妊娠を例に考えてみましょう．正常妊娠では母体の循環血漿量は妊娠中期以降に増加し，妊娠後期には非妊時の 1.5 倍に，心拍出量も同様に 1.5 倍に増加します．これは増大する子宮と胎盤への血流の確保を目的とした生理的変化です．循環血漿量の増加は，子宮以外にも乳腺や皮下脂肪など妊娠によって増大する組織への血流確保と，プロゲステロンによる全身の末梢血管拡張への代償機能を果たしています．妊娠中の循環器系のこうした生理的変化は，当然，心機能に対する負荷となり心疾患合併妊娠の増悪因子となります．母体の心機能に十分な予備力がなければ，その負荷に耐えられず妊娠の中断を余儀なくされます．このように心疾患合併妊婦は早産のハイリスク群です．また，先天性心疾患合併妊娠では児の先天性心

疾患の頻度が高いというリスクが加わります.

このように妊娠に対する適応としての母体の生理的変化は，多くの場合，母体に対する機能的負荷として作用することになります．したがって，妊娠による生理的(機能的)負荷が，既存の内科合併症にどのように影響するかを知っておく必要があるのです(多くの場合，疾患の増悪因子として作用します)．一方，既存の内科合併症そのものが妊娠に対してどのように影響するのか，あるいは妊娠による負荷によって増悪した病態が妊娠にどのように影響するのか，という視点も重要です．すなわち，その内科合併症がどのような周産期有害事象のリスクとなるのか，という見方です．

本書のテーマである妊娠糖尿病は，妊娠による母体の生理的変化を反映した典型的な疾患であり，代謝系における母体の生理的変化と疾患との関係を学ぶことで，妊娠糖尿病の理解をより深めることができます．

では次に，妊娠による糖代謝の生理的変化を確認しておきましょう．

妊娠による母体糖代謝の生理的変化

ブリタニカ百科事典によると，「代謝」は以下のように定義されます.

「生命維持活動に必須なエネルギーの獲得や，成長に必要な有機材料を合成するために生体内で起こるすべての生化学反応の総称．複雑な分子を単純な分子へ分解してゆく過程でエネルギーを獲得する分解代謝または異化(カタボリズム)と，単純な分子から複雑な分子を構築するためにエネルギーの消費を伴う合成代謝または同化(アナボリズム)がある」[1].

生体における代謝とは，細胞の生存の維持，あるいは成長のためのエネルギーの産生過程です．妊娠における代謝とは，妊娠を正常に維持する，すなわち，胎児の正常な発育と母体における適切なエネルギー蓄積を保証するための，母体の糖，脂質，およびタンパク質代謝であり，これらの母体の代謝系は妊娠によって大きな変化をきたします．とりわけ，妊娠における糖代謝の変化は「激烈(drastic)」と表現されるほどの変化です．その「激烈な」変化は，妊娠を正常に維持し，胎児の正常な発育を保証することを目的とした変化です．しかし，この「激烈な」糖代謝の変化のために，もともと糖代謝異常を有する糖尿病合併妊娠では，妊娠前よりも血糖コントロールは悪化することになります．一方，妊娠による糖代謝の生理的変化によって，もともと正常あるいは軽症の耐糖能異常(境界型)であった女性が妊娠中に高血糖をきたすような病態が妊娠糖尿病(gestational diabetes mellitus；GDM)です．

妊娠中(妊娠中期～後期)の正常妊婦の血糖値の日内変動

図1-1は，妊娠後期の正常妊婦の血糖の日内変動を，非妊婦と比較して示したものです[2]．非妊時と比べて，妊娠後期の正常妊婦の血糖の日内変動には2つの特徴があります．それは食後の高血糖と，空腹時あるいは食前の血糖低下です．胎盤を介した母体から胎児へのグルコースの供給にはいくつかの経路が推定されていますが，最大の経路は母体と胎児の血糖値の濃度

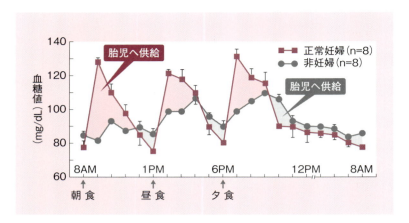

図1-1 妊娠後期の正常妊婦の血糖値の日内変動と胎児へのグルコース供給
〔Phelps RL, et al：Carbohydrate metabolism in pregnancy. XVII. Diurnal profiles of plasma glucose, insulin, free fatty acids, triglycerides, cholesterol, and individual amino acids in late normal pregnancy. American Journal of Obstetrics & Gynecology, 140（7）：730-736, 1981. より引用〕

勾配に依存した単純拡散です．すなわち，母体の血糖値が高いほど胎児へのグルコース供給量が増加することになります．妊娠後期の母体血糖値と非妊時の血糖値の差である食後高血糖の部分はそのまま胎児へ供給されるグルコース量を示しています．一方，空腹時は，非妊時と比べて母体自身のグルコース消費が抑制され，その分が胎児へ供給されるため，母体の血糖値はむしろ非妊時よりも低下します．正常妊娠におけるこうした変化は，胎児発育が加速し始める妊娠中期以降に発現します．

図1-2は血糖値の日内変動にインスリン分泌の日内変動を加えて示したものです[2]．妊娠後期の母体の血中インスリンの日内変動は，非妊時に比べて食後に分泌が亢進してその振幅が増大し，食後のピークは非妊時に比べて3～5倍の高インスリン血症となります．これには，妊娠中期以降に発現し増大する妊娠による生理的インスリン抵抗性が関与しています．この妊娠中期のインスリン抵抗性の発現によって，妊娠母体は，食後には高血糖-高インスリン血症，空腹時には低血糖とケトン体産生の亢進状態を呈することになります．前者は"facilitated anabolism"（同化促進状態），後者は"accelerated starvation"（飢餓亢進状態）と表現されています[3]．食後高血糖は，胎盤を介したより効率的な胎児へのグルコース供給を可能とする一方，豊富なエネルギー（高血糖）状態を背景に，増加したインスリンが同化促進ホルモンとして作用して母体の脂肪蓄積を促進し，妊娠中の母体のエネルギー蓄積に貢献します（同化促進）．これに対して空腹時は，母体は空腹時にも胎児へのグルコース供給を優先して自らのグルコース利用を制限し，その代わりに蓄積された脂肪をエネルギー源として利用するため，ケトン体産生が亢進します（異化亢進＝飢餓亢進）．この空腹時のケトン体産生の亢進は，特に妊娠後半期（妊娠中期以降）には，非妊時よりも短い飢餓期間で起こることが知られており，妊婦は高ケトン血症になりやすいのです．したがって，1型糖尿病妊婦のみならず，2型糖尿病妊婦や妊娠中の明らかな糖尿病の場合でもケトアシドーシス発症のリスクがあります．妊娠後半期には，朝食の欠食など不用意な飢餓要因を避けることが肝要です．

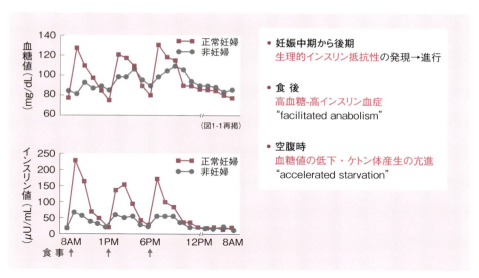

図1-2　正常妊娠における妊娠後期の血糖値とインスリン値の日内変動

〔Phelps RL, et al：Carbohydrate metabolism in pregnancy. XVII. Diurnal profiles of plasma glucose, insulin, free fatty acids, triglycerides, cholesterol, and individual amino acids in late normal pregnancy. American Journal of Obstetrics & Gynecology, 140（7）：730-736, 1981. より引用〕

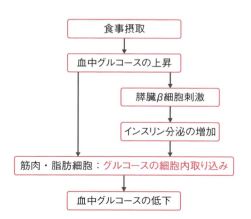

図1-3　インスリンのグルコース細胞内取り込み作用

インスリン抵抗性とは

　「インスリン抵抗性」は，生体内でのインスリン作用が抑制あるいは障害される状態をいい，2型糖尿病をはじめとしたさまざまな疾患の基本病態です．妊娠は生体内の生理的変化としてインスリン抵抗性が発現する唯一の状態といえるでしょう．この生理的インスリン抵抗性の発現は，妊娠中の糖代謝，脂質代謝の生理的変化の根幹となる変化なのです．

　インスリンにはさまざまな作用が知られていますが，糖代謝に関与する作用としてはグルコースの細胞内取り込み作用がもっとも重要です（**図1-3**）．このグルコース取り込みの主たる現場は筋肉および脂肪細胞です．食後に血中グルコース値が上昇すると，その血糖上昇を膵臓

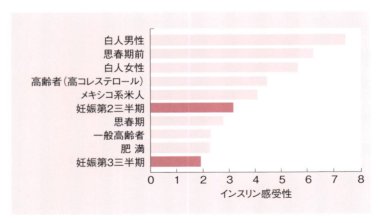

図1-4 さまざまな状況におけるインスリン感受性
〔Bergman RN：Lilly lecture 1989. Toward physiological understanding of glucose tolerance. Minimal-model approach. Diabetes, 38 (12)：1512-1527, 1989. より引用〕

β細胞が感知してインスリン分泌を増加させます．インスリンはおもに筋肉細胞と脂肪細胞でインスリン受容体に結合し，細胞内の信号伝達経路を経てグルコース輸送体4 (glucose transporter；GLUT4)を細胞膜に移動させます．GLUT4はグルコースが細胞膜を通過するためのパイプのような働きをして，血中グルコースを細胞内に取り込みます．こうして血中グルコース濃度は低下して，インスリン分泌も低下することになります．

「インスリン抵抗性」とは，インスリンのインスリン受容体結合からGLUT4の細胞膜移動までの一連の信号伝達過程のいずれかの過程が障害されることによって，インスリンによるグルコース取り込み効果が低下した状態をいいます．「インスリン感受性」という用語もよく用いられますが，これはインスリン抵抗性と対をなす用語であり，「インスリン感受性が良い」とは「インスリン抵抗性が低い」ことを意味し，「インスリン感受性が低下している」とは「インスリン抵抗性が高い」ことを意味しています．インスリン抵抗性が細胞レベルで発現すると，血中のグルコースが十分に細胞内に取り込まれず，その結果，血中グルコース値が上昇します．上昇した血中グルコースは膵臓β細胞をさらに刺激してより多くのインスリンの分泌を促します．インスリン抵抗性が高いほど，言い換えるとインスリン感受性が低いほど，その悪循環が増幅され，その結果，血中では高血糖-高インスリン血症状態となります．インスリン抵抗性とは，臨床的にはこの高血糖-高インスリン血症状態を指す用語として用いられます．

インスリン抵抗性が関与する産婦人科疾患

インスリン抵抗性は，妊娠を除くと病的な状態でしか発現しません．2型糖尿病はその代表的疾患ですが，耐糖能異常を含むメタボリック症候群，すなわち，肥満，耐糖能異常，高血圧，脂質異常症の共通の病態として知られています．こうした生活習慣病以外にも，産婦人科領域では多嚢胞性卵巣症候群の基本病態であり，また，子宮体癌の発症関連因子でもありま

す．産科領域ではGDMの基本病態でだけではなく，妊娠高血圧症候群(hypertensive disorder of pregnancy；HDP)の発症にもその関与が示唆されています．

胎児プログラミング仮説(DOHaD)

インスリン抵抗性と周産期医療との関連は，GDMやHDPなどの母体合併症にとどまりません．メタボリック症候群あるいはインスリン抵抗性関連疾患の発症が低出生体重で生まれたことと関連するという胎児起源仮説が，英国サウザンプトン大学のBarker教授によって1990年代に提唱されました．当初Barker仮説とよばれたこの発見は，成人期のメタボリック症候群の原因が胎児期の低栄養にあることを明らかにし，今日ではさらに発展させたかたちでDevelopmental Origins of Health and Diseases (DOHaD) あるいは胎児プログラミング仮説と称されています．これは，胎児期の低栄養をはじめとしたさまざまな環境が，その個体の臓器・器官の機能系に生涯にわたる恒久的な影響を及ぼすという概念です．その代表的なものが胎児低栄養環境(言い換えると低出生体重児)と成人後のメタボリック症候群の発症，さらに心筋梗塞や脳梗塞などの心血管障害の発症リスク因子との関連です．胎児期の低栄養環境とその結果としての低出生体重児が成人期のインスリン抵抗性関連疾患の発現の原因と考えられています．

妊娠による生理的インスリン抵抗性の発現

前述した妊娠による生理的な糖代謝の変化(食後高血糖–高インスリン血症)は，妊娠中期以降に発現する生理的インスリン抵抗性によってコントロールされています．この妊娠中期以降に発現するインスリン抵抗性は，生理的とは言いながらきわめて強力です．図1-4はさまざまな状況におけるインスリン感受性の程度を比較したものです[4]．インスリン感受性が低いほど，すなわち横棒グラフの長さが短いほど，インスリン抵抗性が高いことを示しています．これは海外の報告であり日本人の非妊娠時との比較はできませんが，妊娠第3三半期(妊娠後期)は，インスリン抵抗性を示す代表的な病態である肥満をも凌駕するきわめて強力なインスリン抵抗性であることがわかります．このことは，妊娠そのものが強力な耐糖能負荷試験であり，しかも妊娠期間の後半4か月間の長期にわたって耐糖能負荷が加わった状態を持続していることを意味しています．GDMはこの強力な生理的負荷試験に耐えきれずに発症に至るのです．

妊娠中のこの強力なインスリン抵抗性は，胎盤から分泌されるさまざまな内分泌因子によって惹起されます(図1-5)．ヒト胎盤性ラクトゲン(human placental lactogen；hPL)，プロラクチン，エストロゲンやプロゲステロンなどのホルモン，TNF-αやレプチンなどのアディポサイトカインがその要因となります．これらの内分泌因子が，筋肉や脂肪細胞でのインスリン作用，すなわち細胞内へのグルコースの取り込みを阻害し，母体は高血糖状態となります．この高血糖状態は母体の膵臓のβ細胞を刺激してインスリンの分泌を亢進させる結果，母体は高血糖–高インスリン血症状態を呈することになります．これが妊娠による生理的インスリン抵抗性発現メカニズムです．

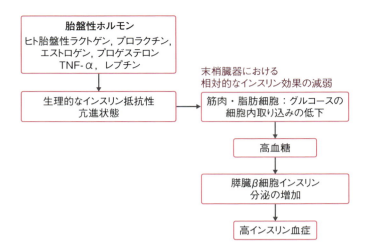

図1-5 妊娠により惹起される生理的インスリン抵抗性

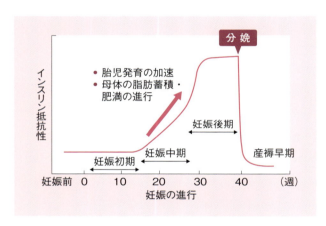

図1-6 正常妊娠において妊娠中期以降に発現する糖代謝の「激烈な」変化

〔安日一郎:「妊娠糖尿病, インスリン抵抗性, 胎児発育」(=Pedersen仮説)を考える. 糖尿病と妊娠, 18 (2):53-60, 2018. より引用, 一部改変〕

妊娠中の生理的インスリン抵抗性が果たしている役割

　この唯一の生理的変化としての妊娠中の「激烈な」インスリン抵抗性の発現は, 妊娠を正常に維持し, 正常な胎児発育を保証しているメカニズムです. 正常妊娠におけるインスリン抵抗性は, 妊娠中期以降に発現し, その後急速に増大します (図1-6). このインスリン抵抗性の急激な増大のタイミングは, 胎児発育が急速に進む時期と, 母体の脂肪蓄積が進む時期に一致しています. すなわち, 妊娠中期以降の急速なインスリン抵抗性の発現と増大は, 胎児の正常な発育と母体の正常なエネルギー蓄積を確保するための変化に寄与しているのです[5].

　妊娠期間中の胎児発育は3つのphaseに区分されます (図1-7)[6]. 第1段階は胎児の細胞分

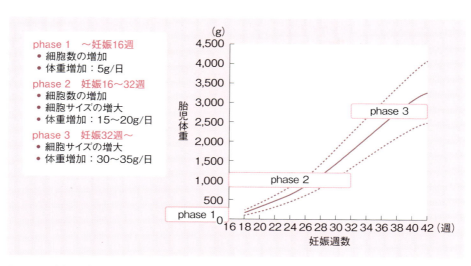

図1-7 胎児発育曲線と胎児発育の3つのphases

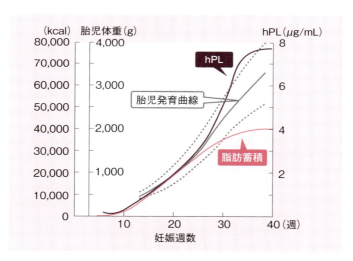

図1-8 妊娠中のヒト胎盤性ラクトゲン(hPL)の分泌，母体の脂肪蓄積，および胎児発育の関連

〔安日一郎：「妊娠糖尿病，インスリン抵抗性，胎児発育」(＝Pedersen仮説)を考える．糖尿病と妊娠，18(2)：53-60, 2018. より引用〕

裂が盛んな器官形成期であり，体重としての増加はわずかです(phase 1)．第2段階は妊娠中期以降の細胞数分裂が完了し，徐々に各臓器・器官の発育(細胞サイズの増大)に移行する時期で，胎児体重の発育速度は週あたり100〜140gと加速します(phase 2)．そして，第3段階では胎児発育速度はさらに加速し，週200〜250gとなります(phase 3)．3つの区分はおおむね妊娠初期，中期および後期に該当します．母体のインスリン抵抗性の発現と増大が胎盤性内分泌因子によって惹起されることは先に述べましたが，インスリン抵抗性発現の関与が示唆されている代表的な胎盤性ホルモンであるhPLの母体血中濃度は，この胎児発育の加速曲線と一致しています(図1-8)[5]．妊娠中期以降の母体のインスリン抵抗性の発現とその増大が，母

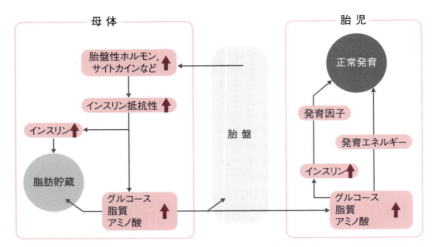

図1-9　正常妊娠における母体の生理的インスリン抵抗性発現と胎児発育（修正ペダーセン仮説）

〔安日一郎：「妊娠糖尿病，インスリン抵抗性，胎児発育」（＝Pedersen仮説）を考える．糖尿病と妊娠，18（2）：53-60, 2018．より引用，一部改変〕

体の生理的な食後高血糖を惹起することによって母体から胎児へのグルコース供給を確保し，同時期の急速な胎児発育を支えているのです．

　妊娠の末期まで胎児へのエネルギー供給を確保するための母体のインスリン抵抗性を支えている胎盤性内分泌因子は，分娩を完了し胎盤が母体から離れるとともに急激に母体血中から消退するため，母体のインスリン感受性は急激に改善することになります．

母体 – 胎盤 – 胎児ユニットにおけるインスリン抵抗性と胎児発育

　妊娠中期以降の母体–胎盤–胎児というユニットのなかでのインスリン抵抗性と胎児発育との関連を図1-9に示します[5]．胎盤で産生されたホルモンやサイトカインなどの胎盤性内分泌因子は，母体の生理的インスリン抵抗性を惹起し，母体は生理的な高血糖–高インスリン血症状態となります．この母体の生理的な血糖値の上昇によって，母体のグルコースは胎盤を通過して容易に胎児へ供給されます．胎児にとって，母体から供給されたグルコースは成長，発育のエネルギー源となります．母体からのグルコースの流入による胎児血糖値の上昇は，胎児の膵臓のβ細胞を刺激してインスリンの産生を促します．胎児膵臓のインスリン産生は妊娠中期（16～20週頃）に始動し始め，その後に確立されます[7]．この胎児のインスリンは胎児の体内で成長因子として働き，増加したグルコースをエネルギー源として胎児発育を促進します．なお，母体のインスリンは胎盤を通過しません．

母体のエネルギー蓄積

　一方，母体も胎児発育が加速するこの時期に一致して脂肪蓄積が増加します(**図1-8**)[5]．この母体の脂肪蓄積も，妊娠を正常に維持するために必要な生理的変化です．この生理的な脂肪蓄積は，母体空腹時の胎児へのグルコース供給確保のための予備的なエネルギー供給源として機能します．脂肪蓄積の少ない痩せた妊婦や肥満妊婦以外の妊娠中の体重増加不良が，胎児発育不全や早産のリスクであることはよく知られており，肥満妊婦以外では，妊娠中の適切な体重増加は正常妊娠を維持するための基本となります．妊娠中の体重増加は，胎児，胎児付属物(胎盤，羊水)，子宮と乳腺の増大とともに，脂肪蓄積が大きな比重を占め，妊娠の末期には妊娠全期間の総エネルギー需要の50％にも達します[8]．正常妊娠を維持するために必要なこの生理的脂肪蓄積も，母体の生理的インスリン抵抗性の発現によって営まれます．胎盤性内分泌因子によって惹起された母体の生理的インスリン抵抗性による食後高血糖–高インスリン血症は，高血糖を背景としたインスリンの同化作用の強化によって母体の脂肪蓄積を促進していることは先述のとおりです(**図1-9**)[5]．

母体のインスリン抵抗性の発現と周産期合併症

　妊娠による母体の糖代謝の生理的変化は，強力なインスリン抵抗性の増大によってもたらされること，こうした変化は胎児発育と母体のエネルギー蓄積を保証し，正常妊娠を維持するうえできわめて重要な変化であることを述べてきました．先述のとおり，インスリン抵抗性は2型糖尿病やメタボリック症候群の基本病態であり，他にも多くの疾患の病態との関連性が知られていますが，妊娠は生理的変化としてインスリン抵抗性が発現するという点で唯一例外的な生体現象です．しかし，妊娠中においても病的なインスリン抵抗性の発現が関連する疾患があり，その代表的妊娠合併症であるGDMについて次節で概説します．

文献

1) ブリタニカ国際大百科事典 小項目事典：https://kotobank.jp/word/代謝-91245 (2019/3/22アクセス)

2) Phelps RL, Metzger BE, Freinkel N：Carbohydrate metabolism in pregnancy. XVII. Diurnal profiles of plasma glucose, insulin, free fatty acids, triglycerides, cholesterol, and individual amino acids in late normal pregnancy. American Journal of Obstetrics & Gynecology, 140 (7)：730-736, 1981.

3) Metzger BE：The legacy of Norbert Freinkel：maternal metabolism and its impact on the offspring, from embryo to adult. Israel Journal of Medical Sciences, 27 (8-9)：425-431, 1991.

4) Bergman RN：Lilly lecture 1989. Toward physiological understanding of glucose tolerance. Minimal-model approach. Diabetes, 38 (12)：1512-1527, 1989.

5) 安日一郎：「妊娠糖尿病, インスリン抵抗性, 胎児発育」(＝Pedersen仮説)を考える. 糖尿病と妊娠, 18 (2)：53-60, 2018.

6) Williams RL, Creasy RK, Cunningham GC, et al：Fetal growth and perinatal viability in California. Obstetrics & Gynecology, 59 (5)：624-632, 1982.

7) Adam PA, Teramo K, Raiha N, et al：Human fetal insulin metabolismearly in gestation. Response to acutelevation of the fetal glucose concentration and placental tranfer of human insulin-I-131. Diabetes, 18 (6)：409-416, 1969.

8) Hytten FE, Chamberlin G：Clinical physiology in obstetrics. 2nd ed, pp. 152-173, Blackwell Science, 1991.

chapter 1　妊娠糖尿病ケアに必要な基礎知識

2. 妊娠糖尿病の基礎知識

妊娠糖尿病の歴史

1 》将来の糖尿病発症リスクの確立

　妊娠糖尿病(gestational diabetes mellitus；GDM)の疾患概念の歴史は1960年代まで遡ります．1960年，「妊娠中に発症する症候性糖尿病(糖尿病性昏睡症例を含めて)の半数は一過性であり，すべての糖尿病症状は分娩と授乳後に消失し正常血糖値に戻る」という論文[1]が報告されましたが，これがGDMという疾患概念の最初の報告です．一方，1960年代後半の糖尿病発症のリスク因子の論争のなかで，家族の人数が多いことが糖尿病発症と関連しているのではないかという議論が起こり，糖尿病女性は非糖尿病女性に比べて出産回数が多いことが注目されました[2]．しかし，当然のことながら妊娠中の血糖値と出産回数との関連は見出せず，妊娠と糖尿病発症との関連の間には大きなブラックボックスが立ちはだかったのです．ところで，当時の論文のなかに，「9回以上の経産婦では血糖値と出産回数との関連があり，云々」との記載があり，1960年代当時の多産の一端を垣間みることができます．

　この妊娠と糖尿病に関するブラックボックスは，10年後，有名なボストンGDM研究[3]の登場によって解決することになります．ボストンGDM研究は，O'Sullivanという内科医による16年間にわたる前方視的コホート研究です(O'SullivanはGDMの命名者でもあります)．妊娠時にGDMと診断された女性は，GDMを発症しなかった女性に比べてきわめて高率に糖尿病を発症することが報告されました(図1-10)．ボストンGDM研究は，妊娠中にGDMと診断されることが，その女性の将来の糖尿病発症の重要なリスク因子であることをはじめて明らかにしました．こうして，糖尿病発症のキーワードとして妊娠との関連が注目され，そこからGDMという新たな疾患概念が確立されたのです．GDMが将来の糖尿病発症のリスク因子であることはその後の多くの臨床研究でそのエビデンスが確立されました[4]．

　ところで，ボストンGDM研究では，O'SullivanによってGDMの診断基準が独自に設定されました．当時，100g経口糖負荷試験(oral glucose tolerance test；OGTT)を用いて，空腹時，1時間値，2時間値，3時間値の4つの値について，研究に参加した妊婦の平均値＋2SD値をそれぞれの血糖値のカットオフ値とし，4つのうち2点以上で異常値を認めた場合にGDMと診断しました．このO'Sullivan診断基準は，その後，全血血糖値から血漿血糖値の理論値へ変換されたCarpenter & Coustan診断基準[5]として，100gOGTTのまま今日まで60年以上にわたって米国で汎用されています．

　日本では1984年，日本産科婦人科学会(Japan Society of Obstetrics and Gynecology；JSOG)がはじめて日本独自の75gOGTTによるGDM診断基準[6]を策定しましたが，この診断

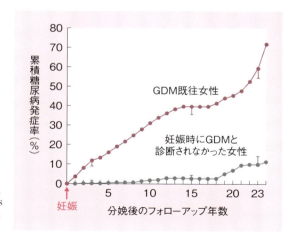

図1-10 ボストンGDM研究
GDM既往女性は将来高率に糖尿病を発症する.
(O'Sullivan JB：The interaction between pregnancy, diabetes, and long-term maternal outcome. Diabetes Mellitus in Pregnancy. Reece EA, Coustan DR, eds, 2nd ed, pp.353-360, Churchill Livingstone, 1995. をもとに作図)

基準も同様に正常妊婦の平均値＋2SD値を基準値として設定したこと，OGTT異常ポイント数も2点以上をGDMと診断する点で，O'Sullivan基準に準じています．このように，従来のGDM診断基準は将来の糖尿病発症をアウトカムとして設定されたO'Sullivan基準を踏襲しており，周産期予後をアウトカムとしたものではない点がその後に問題となるのです．

2 » 周産期有害事象発症のエビデンスの確立

　糖尿病合併妊娠が母児ともにその周産期有害事象と深くかかわるハイリスク妊娠であることはもとより周知の事実でした．しかし，糖尿病より軽症の母体高血糖であるGDMが，周産期の有害事象と関連しているのかという命題については十分なエビデンスがなく，「GDMは果たして周産期の疾患なのか？」という問題点が指摘されていました．GDMは周産期予後と関連しているというエビデンスを欠いたまま，糖尿病合併妊娠と同様にインスリン治療を含めた治療的介入が長い間行われていたのです．

　その後，このような状況に対して，「妊娠中の糖尿病より軽度の母体高血糖と関連する真のリスクを確立するための臨床研究が必要である．それまでは，臨床研究という目的以外には，妊婦にすべての糖負荷試験は中止すべきである」という批判が巻き起こりました[7]．こうした批判を契機として，国際糖尿病・妊娠学会(International Association of Diabetes in Pregnancy Study Group；IADPSG)によってHyperglycemia and Adverse Pregnancy Outcomes (HAPO)研究が企画されました．

　HAPO研究は，東南アジアを含む世界9カ国の多施設共同研究で，25,000人をこえる妊婦に妊娠24〜32週に75gOGTTを施行し，糖尿病より軽症の耐糖能異常妊婦(空腹時血糖値105mg/dL以下かつ2時間値200mg/dL以下)を対象とした前方視的未介入観察研究です．本研究の第一の目的は，糖尿病より軽症の母体高血糖が周産期予後不良と関連するのかを明らかにすることでした．その結果は2008年6月，New England Journal of Medicine (NEJM)の巻頭論文として報告[8]され，糖尿病よりも軽症の母体高血糖でも，さまざまな高血糖関連性の周産期有害事象の原因となることをはじめて明らかにした画期的な報告となりました．その詳細は割愛しますが，妊娠中期(妊娠24〜32週)の75gOGTTによる血糖値は，空腹時，負荷後

1時間値，および2時間値のいずれの血糖値であっても，母体の血糖値が上昇するにつれて母子の周産期合併症が増加するという明確なエビデンスを提供しました．HAPO研究は，GDMの周産期領域における疾患概念の確立という点で歴史的な意義をもつ研究となりました．

HAPO研究の成果としての新診断基準

HAPO研究は，糖尿病より軽症の母体高血糖と周産期有害事象との関連についての明確なエビデンスを提供するとともに，GDMの国際標準診断基準を策定することがもう一つの目的でした．それまでのGDM診断基準は世界各国でまちまちでした．そこで，IADPSGはHAPO研究の成果をもとに，新たな国際標準診断基準，いわゆるIADPSG基準を提起しました[9]．この新診断基準の特徴は以下のとおりです．

①75gOGTTによる空腹時，1時間値および2時間値を用いること
②各血糖基準値は，周産期有害事象（巨大児）の発症オッズ比をもとに算出されたこと（1.75倍というオッズ比が用いられた）
③3つの血糖値のいずれか一つでも異常があればGDMと診断すること

これは分娩後の糖尿病発症との関連をもとにした従来の基準値ではなく，周産期予後との関連をもとに設定されたはじめての診断基準となりました．また，従来基準の2点以上の異常ではなく，1点でも異常であればGDMと診断することは，OGTTの各血糖値がそれぞれ独立して周産期有害事象と関連しているというHAPO研究の結果に基づいたものです．

表1-1 妊娠中の糖代謝異常と診断基準

● 妊娠糖尿病
75g経口ブドウ糖負荷試験（75gOGTT）において，次の基準の1点以上を満たした場合に診断する．
　① 空腹時血糖値　≧92mg/dL（5.1mmol/L）
　② 1時間値　　　≧180mg/dL（10.0mmol/L）
　③ 2時間値　　　≧153mg/dL（8.5mmol/L）

● 妊娠中の明らかな糖尿病[註1]
以下のいずれかを満たした場合に診断する．
　① 空腹時血糖値　≧126mg/dL
　② HbA1c　　　≧6.5%

随時血糖値≧200mg/dL，あるいは75gOGTTで2時間値≧200mg/dLの場合は，妊娠中の明らかな糖尿病の存在を念頭に置き，①または②の基準を満たすかどうか確認する[註2]

● 糖尿病合併妊娠
　① 妊娠前にすでに診断されている糖尿病
　② 確実な糖尿病網膜症があるもの

註1：妊娠中の明らかな糖尿病には，妊娠前に見逃されていた糖尿病と，妊娠中の糖代謝の変化の影響を受けた糖代謝異常，および妊娠中に発症した1型糖尿病が含まれる．いずれも分娩後は診断の再確認が必要である．
註2：妊娠中，特に妊娠後期は妊娠による生理的なインスリン抵抗性の増大を反映して糖負荷後血糖値は非妊時よりも高値を示す．そのため，随時血糖値や75gOGTT負荷後血糖値は非妊時の糖尿病診断基準をそのまま当てはめることはできない．
これらは妊娠中の基準であり，出産後はあらためて非妊娠時の「糖尿病の診断基準」に基づき再評価することが必要である．
〔日本糖尿病・妊娠学会：妊娠中の糖代謝異常と診断基準の統一化について．糖尿病と妊娠，15(1)，2015．より転載〕

妊娠糖尿病の定義（表1-1）[10]

　IADPSG診断基準の策定作業のなかで，GDMの定義も新たに見直されました．従来のGDMの定義は，「妊娠中にはじめて診断もしくは発見された，あらゆる程度の耐糖能異常」とされ，妊娠前に診断されずに見逃されていた糖尿病が妊娠中の検査を契機にはじめて診断されたケースを含んでいました．これに対し，新診断基準では，「妊娠中にはじめて発見または発症した糖尿病に至っていない糖代謝異常」と定義され，従来はGDMに分類されていた糖尿病に匹敵する重症の耐糖能異常は「妊娠中の明らかな糖尿病」に分類しGDMと区別しました．これによって，GDMは糖尿病より軽症の母体高血糖と再定義されました．

　妊娠中の耐糖能異常について，その妊娠前の耐糖能との関連を図1-11に示します．最下段に示した糖尿病合併妊娠は，もともと妊娠前に糖尿病と診断されていた場合に限定されます．GDMは，妊娠前の耐糖能が正常か軽度の耐糖能異常であり，分娩後はこの妊娠前の状態に戻ることになります．一方，GDMよりも重症で，糖尿病に匹敵する糖代謝異常としてGDMとは区別された「妊娠中の明らかな糖尿病」には，①妊娠前に診断されずに見逃されていた糖尿病（多くは2型糖尿病），②妊娠中の糖代謝の変化の影響を受けた糖尿病には至らない糖代謝異常，③妊娠中に偶然に発症した1型糖尿病など，さまざまな病態が含まれます．そのため，分娩後に診断の再定義が必要となります．②は分娩後には正常化か，もしくは境界型耐糖能異常に改善するもので，妊娠中はGDMとは区別されますが，病態としてはGDMと同様であり，GDMの重症型と考えてよいでしょう．

妊娠糖尿病の診断プロセス―スクリーニングから診断まで

1 » 妊娠初期のスクリーニング

　妊娠初期のスクリーニングは，妊娠前に見逃されていた糖尿病の早期診断を目的とします．

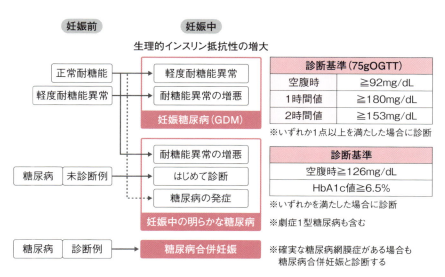

図1-11 妊娠中の糖代謝異常の定義（2015年）

スクリーニング方法としては，リスク因子法（**表1-2**）と，全妊婦を対象とした血糖値によるスクリーニング法の2つがあります．後者はGDMのスクリーニング法として，妊娠初期は随時血糖測定（カットオフ値 95あるいは100mg/dL）が推奨されますが，GDMを妊娠初期に診断することの有用性を示すエビデンスはありません．妊娠前に見逃されていた糖尿病のスクリーニング法としては，血糖値（空腹時あるいは随時血糖値）とHbA1c値を組み合わせた方法が合理的です．空腹時血糖値≧126mg/dLあるいはHbA1c値≧6.5％であれば「妊娠中の明らかな糖尿病」（妊娠前に見逃されていた糖尿病に該当する）と診断できます（**表1-1**）．空腹時血糖値≧110mg/dLあるいはHbA1c値≧5.8％は見逃されていた糖尿病の可能性を考慮し，診断的耐糖能試験（75gGTT）を行います．

2 》》 妊娠中期のスクリーニング

妊娠中期（妊娠24～28週）には，全妊婦を対象にしたGDMのスクリーニングを行います．日本人はGDMのハイリスク人種に該当するため，リスク因子法（**表1-2**）よりも全妊婦を対象とした血糖値スクリーニング法として，グルコースチャレンジ試験（GCT）[*1]が推奨されます．ただし，新診断基準によるGDM検出のスクリーニング感度は必ずしも良好ではない点を留意し，強いリスク因子（特に肥満，巨大児あるいはLGA分娩歴，羊水過多症，高年齢，GDM既往，糖尿病家族歴など）を有する場合はGCT陰性でも75gOGTTを考慮する必要があります．

妊娠糖尿病の管理・治療

GDMの管理は，内科的管理（血糖管理）と産科的管理（胎児評価，産科合併症の管理）に大別されます．本稿では，GDMの血糖管理について概説します．

日本の大部分の施設では，GDMの血糖管理，特にインスリン治療を内科に委ねることが一般的となっていますが，筆者施設（長崎医療センター）では，米国と同様に，GDMの血糖管理はインスリン治療も含めてすべて産科医が行っています．GDMの血糖管理に必要な迅速な血

表1-2　妊娠前糖尿病およびGDMのリスク因子

- 糖尿病家族歴（2親等以内）
- 非妊時肥満（BMI≧25）
- 高年齢（35歳以上）
- 巨大児あるいはlarge-for-gestational age（LGA）児分娩歴
- 既往GDM
- 原因不明の死産・周産期死亡
- 母体合併症：甲状腺疾患，多嚢胞性卵巣症候群，ステロイド治療，本態性高血圧
- 現在の妊娠のGDM関連所見：LGA児，羊水過多症，尿糖強陽性

LGA児：large-for-gestational-age．出生体重が該当する在胎週数の標準出生体重に比較して小さい新生児．

- -

[*1] グルコースチャレンジ試験：glucose challenge test（GCT）．食事摂取の有無にかかわらず，50g経口糖負荷（トレランG 50g）を行い負荷後1時間の静脈血糖値（血漿）を測定し，カットオフ値140mg/dL以上をスクリーニング陽性とする．

糖コントロールや胎児評価，産科的リスクの有無を反映した合理的な血糖管理が可能となるとともに，内科医の負担の軽減にもつながります．

耐糖能異常妊娠の血糖管理は，産科医，糖尿病内科医，栄養士，糖尿病療養指導士，助産師等によるチーム医療が重要であることはいうまでもありません．しかし，もっとも頻度が高く，その多くが栄養指導と比較的低用量のインスリン療法で十分コントロールが可能なGDMに関しては，産科医，栄養士，外来看護師，助産師というチームで対応する力量が求められます．

血糖管理（血糖コントロール）

1》目標血糖値

妊娠中の目標血糖値は，巨大児をはじめとした周産期合併症の予防を目的としたもので，糖尿病合併妊娠からGDMまですべての耐糖能異常合併妊娠で共通しています．図1-12は，妊娠中の1日平均血糖値を限りなく正常妊婦の血糖値まで下げることによって，糖尿病合併妊娠の周産期死亡率が正常妊娠に匹敵するレベルまで達成できたことを表しています[11]．図1-12のそれぞれの点は，糖尿病合併妊娠の1日平均血糖値と周産期死亡率に関する臨床研究報告をプロットしたもので，報告者とその報告がなされた年代を示しています．図1-12右上のインスリン発見以前（＜1922年）のJoslinの報告では，血糖値は糖尿病ケトアシドーシス（diabetic Ketoacidosis；DKA）のレベルで周産期死亡率は100％でした．インスリンの発見と臨床応用が始まる1924～1938年の同じJoslinの報告から，図左下の1979～1980年まで，年代を経るにつれて1日平均血糖値の下降とともに周産期死亡率は右上から左下に向かって低下していることを表しています．左下の正常妊娠に匹敵する周産期死亡率（ほぼゼロ）を達成した1日平均血糖値が，正常妊娠の1日平均血糖値と同等であったことから，現在の目標コントロール目標が設定されたのです（表1-3）[12]．この目標血糖値を達成するための妊娠中の治療は食事療法

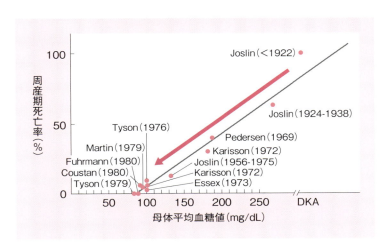

図1-12　妊娠中の母体平均血糖値と周産期死亡率の歴史的推移

(Coustan D：Delivery：timing, mode, and management. Diabetes Mellitus in Pregnancy. Reece EA, Coustan DR, eds, 2nd ed, pp.353-360, Churchill Livingstone, 1995. をもとに作図)

chap 1 妊娠糖尿病ケアに必要な基礎知識

とインスリン療法です．内服の血糖降下薬は，妊娠中は原則として使用しません．

2》 食事療法（表1-4）

Jovanovicら[13]は，①母児ともに健康に妊娠を維持できるために必要なエネルギーを供給し，かつ，②食後の高血糖を誘発せず，さらに，③空腹時のケトン体産生を亢進させない，という条件を満たす至適カロリー制限食として，耐糖能異常合併妊娠の理想的な正常血糖達成食事療法という概念を提唱しました．この原則を満たす食事療法として，日本では表1-4のメニューが一般的です．しかし，食事療法は必ずしも明確なエビデンスに基づいたものではなく，これまで経験的に行われてきました．ただし，過剰なカロリー制限を行わないという点がもっとも重要です（Jovanovicらの原則の③）．妊娠中の過剰なカロリー制限食は，非妊時よりも血中ケトン体の産生を亢進させることは事実であり，妊娠中の母体の高ケトン血症は，2歳時の精神発達遅延と関連しているという報告があるのです[14]．

3》 血糖自己測定法（self-monitoring of blood glucose；SMBG）

妊娠中期以降にGDMと診断された妊婦は，至適カロリー制限食のもとでSMBGを行います．GDMのSMBGは，早朝空腹時，各食後2時間値（食事を開始してから2時間後の血糖値）の計

表1-3 妊娠中の目標血糖値

早朝空腹時	60〜90
（昼食前，夕食前）	（60〜105）
各食後2時間値	≦120
就寝前	60〜105
（午前2〜6時）	（≧60）

値は静脈血漿値（mg/dL）．
(Landon MB, Catalano PM, Gabbe SG：Diabetes mellitus complicating pregnancy. Obstetrics：Normal and Problem Pregnancies. Gabbe SG, Niebyl JR, Simpson JL eds, 5th ed, pp.976-1010, Churchill Livingstone, 2007．より引用)

表1-4 妊娠中の糖代謝異常の食事療法の基本的な考え方

- 食事療法・栄養指導はすべての耐糖能異常合併妊娠に共通
- 理想的な正常血糖達成食事療法（"euglycemic diet"）[13]
  ①母児ともに健康に妊娠を維持できるために必要なエネルギーを供給し，かつ
  ②食後の高血糖を誘発せず，さらに
  ③空腹時のケトン体産生を亢進させない，
  という条件を満たす至適カロリー制限食

《日本で汎用されているカロリー制限食》
　正常妊婦のおおむね30%減カロリー食，5〜6回分割食指導
- 非肥満妊婦
　　35kcal/日/標準体重
　　　　あるいは
　　30kcal/日/標準体重＋付加量300〜350kcal/日
- 肥満妊婦
　　30kcal/日/標準体重
　　それ以上のカロリー減量は行わない

4回行います[15]．長崎医療センターでは，これに就寝前血糖値を加えた1日計5回のSMBGを測定しています．

GDMでは各食前血糖値の測定は必須ではありません．GDM妊婦，特にインスリン治療ともっとも関連の強い肥満GDM妊婦では強力なインスリン抵抗性が発現しているため，インスリン療法に際しても低血糖発作をきたすことはまれです．1型糖尿病合併妊娠のように，低血糖発作を避ける目的で食前血糖値をモニタリングして投与インスリン量を調整する必要はないのです．長崎医療センターでは，妊娠中の明らかな糖尿病や肥満2型糖尿病でもSMBGはGDMと同様に1日5回の測定を原則としています．

GDMの目標血糖値は空腹時血糖値と食後血糖値（2時間値）の達成がゴールであり，**表1-3**に示した食前血糖値は，糖尿病合併妊娠における参考値です．

4 》 インスリン療法

食事療法で目標血糖値を到達できない場合は，インスリン治療の適応となります．GDMでは30〜40％がインスリン療法の適応となります[15]．GDM妊婦に対してインスリン療法を導入する際には，以下の点について説明しておくことが大切です．

　①**GDMは糖尿病に至っていない妊娠中の軽度の高血糖であること（GDMは糖尿病を発症してはいないこと）**

　②**したがって，分娩直後には必ずインスリンの中止が可能であること**

　③**インスリンは胎盤を通過しないので，胎児への薬剤の影響はないこと**

　④**母体の高血糖そのものが胎児の有害事象の原因であり，血糖値を正常化することが治療の根本であること　など**

GDMのインスリン療法は，2型糖尿病合併妊娠や妊娠中の明らかな糖尿病と同様に，インスリンの基礎分泌を補う中間型あるいは持効型溶解インスリンと，各食後の高血糖をコントロールする速効型あるいは超速効型インスリンを組み合わせた強化インスリン療法が推奨されます．インスリン抵抗性の高い肥満GDM妊婦では，1日100単位をこえるインスリンを必要とするケースもまれではありません．一方，インスリン抵抗性の発現が比較的低い非肥満GDM妊婦では，インスリン療法の適応となっても必ずしもインスリン強化療法を必要とせず，20単位未満の低用量の中間型インスリンの朝1回もしくは朝および就寝前の計2回投与で十分コントロール可能な場合も少なくありません．ただし，非肥満妊婦でも，高いインスリン抵抗性を示して高用量のインスリン療法を必要とする場合もあり，SMBGを継続しながらインスリン投与量の調整を行います．

前述したように，GDMでは分娩後にインスリンの継続を必要とすることはありません．分娩終了（胎盤娩出）後はインスリンを中止します．後述するように分娩直後にインスリン抵抗性は劇的に改善するので，インスリンを継続すると医原性の低血糖の原因となります．分娩後にはSMBGも中止します．

5 》 GDM 治療の効果的タイミングの存在

巨大児の予防がGDM治療の中心課題ですが，その予防には目標血糖値達成の効果的タイミ

ングが存在することが知られています．妊娠32週までに母体血糖コントロール目標を達成でき
なければ，その後の血糖管理が良好であっても巨大児の発症は予防できないと考えられていま
す[16, 17]．このことは，胎児の膵臓β細胞過形成が一旦稼働し始めると，胎児の高血糖－高イ
ンスリン血症を病態とする糖尿病性胎児病の発症抑制は困難であり，その治療限界が妊娠32週
までであることを示唆しています．また，妊娠35週までに適切な診断と治療がなされなかっ
た症例，特に肥満GDMでは，巨大児の発症頻度が明らかに高いことが報告されています[18]．
妊娠24週から32週頃にかけては，母体のインスリン抵抗性発現が加速し，そのためにインス
リン需要が加速する時期です(chapter1-1の**図1-6**)．この時期に血糖値の上昇を抑え込むこと
が，巨大児予防に重要であると考えられています．

6》 分娩のタイミングと分娩様式の選択

　食事療法のみ，あるいは1日10単位程度の低用量インスリンで血糖管理が良好なGDMで
は，自然陣痛発来待機で問題ありません．しかし，高用量インスリン療法を必要とする場合，
特に血糖コントロールが不十分なケースでは分娩のタイミングが問題となります．こうした
ケースで分娩のタイミングが問題となる理由は，血糖管理が不十分なGDMでは，早期の分娩
では新生児呼吸窮迫症候群(respiratory distress syndrome；RDS)が，遅いタイミングでは巨
大児の発症のリスクが考慮されるためです．現時点では明確なエビデンスを欠くものの，39週
での分娩が両者のリスク軽減に有効であると考えられており，自然陣痛発来がなければ39週
での計画分娩(分娩誘発)を考慮します[15]．GDMそのものは帝王切開術の適応ではありません
が，GDMが原因と考えられる巨大児(胎児推定体重＞4,000g)は肩甲難産のリスクを考慮し
選択的帝王切開の適応となります．その他の適応(既往帝王切開や骨盤位など)を含めて39週
での選択的帝王切開を考慮します[15]．

7》 分娩時の血糖管理

　分娩時の母体高血糖は，胎児機能不全，新生児仮死，新生児低血糖と関連するため，これ
らの胎児・新生児合併症の予防のため血糖管理が必要となります．新生児合併症の予防のため
のコントロール目標値については，必ずしも明確なエビデンスはありませんが，米国産婦人科
学会(The American College of Obstetricians and Gynecologists；ACOG)[19]は分娩時の母
体血糖値を70〜110mg/dL，「産婦人科診療ガイドライン―産科編」(2017)[20]では70〜
120mg/dLに維持することを推奨しています．妊娠中にインスリン療法を必要としない場合は，
正常妊婦と同様の分娩時管理が許容されますが，妊娠中からインスリン療法を必要としていた
場合には，厳密な血糖管理を行います．

　分娩時の血糖管理は，分娩という労作で消費されるエネルギー量(潜伏期のエネルギー消費
量は少ないが，活動期〜分娩第2期は激しい運動に該当)を補給しながら高血糖を回避し，か
つエネルギー不足によるケトン体産生亢進を回避することが基本的な考え方です．分娩時には
十分な水分補給も必要であるため，体格や食事摂取状況に応じて5％グルコース輸液を行いま
す．陣痛発来後は血糖値の頻回なチェックを行います．妊婦が目標血糖値をこえる血糖値を示
した場合，いたずらにグルコース輸液量を減量したり，グルコースを含まない輸液に交換した

表1-5 妊娠中にインスリン療法を受けている妊娠糖尿病妊婦の分娩時血糖管理の基本
（長崎医療センター）

- 選択的帝王切開および計画的分娩誘発の場合は，前夜の就寝前中間型インスリンは通常どおり投与する
- 当日のインスリンは中止，絶食として早朝から輸液を開始する
  - 開始輸液：生理食塩水（N/S）
  - 輸液速度：100〜125mL/時
  - 1〜2時間ごとの血糖値チェック
- 有効陣痛発来または血糖値＜70mg/dL（毛細管血）の時
  - 基本輸液：5％グルコース含有輸液（ヴィーンD®輸液など）
  - 輸液速度：100〜125mL/時
  - 1〜2時間ごとの血糖値チェック
  - 目標血糖値：70〜90mg/dL（毛細管血）
  - 血糖値の程度に応じて目標血糖値を維持する（表1-6）
  - 尿中ケトン体の評価：プロトコール開始後，4時間ごとに尿中ケトン体を評価する．ケトン体陽性はグルコース投与量不足の可能性がある
- 分娩後
  - インスリン持続投与はただちに中止し，妊娠中の皮下注射もすべて中止する
  - 血糖値チェックも中止

（安日一郎：分娩：分娩時期と分娩管理．「妊娠と糖尿病 母児管理のエッセンス」，難波光義，杉山　隆編，pp.204-211，金芳堂，2013．をもとに作成）

表1-6 分娩時血糖管理のためのインスリン投与プロトコール（長崎医療センター）

インスリンは持続注入ポンプを用い，50mLシリンジ〔速効型インスリン50単位（0.5mL）＋生食水49.5mL〕でセット

母体血糖値（毛細管血）（mg/dL）	経静脈的インスリン投与（単位/時）（速効型インスリン）	輸液
≦80	投与なし	ヴィーン®D輸液 125mL/時
81〜100	0.5（シリンジ注入速度0.5mL/時）	
101〜140	1.0（1mL/時）	
141〜180	1.5（1.5mL/時）	ヴィーン®D輸液または生食水 125mL/時
181〜220	2.0（2.0mL/時）	
＞220	2.5（2.5mL/時）以上	

（安日一郎：分娩：分娩時期と分娩管理．「妊娠と糖尿病 母児管理のエッセンス」，難波光義，杉山　隆編，pp.204-211，金芳堂，2013．をもとに作成）

りすると，飢餓を誘発してケトン体産生が増加するため，血糖値のみにとらわれることなく，尿中ケトン体のチェックを含めた管理が必要です．参考までに長崎医療センターの分娩時血糖管理レジメンを**表1-5**，**表1-6**に示しました[21]．

8 ≫ 分娩直後の血糖管理

　分娩直後に胎盤からのインスリン抵抗性関連の内分泌因子は消失し，母体のインスリン抵抗性は急激に改善します．一方，母体のインスリン分泌は妊娠中のインスリン抵抗性に対抗して慢性的な亢進状態を呈しています．したがって，必要インスリン量は分娩直後に劇的に減少し

ます[22].インスリン療法を必要としたGDMで,妊娠中のインスリン投与を漫然と継続すると,母体の低血糖の原因となります.分娩直後からインスリンの投与は中止します.妊娠中の明らかな糖尿病においても,妊娠中に偶発的に発症した1型糖尿病(劇症1型を含む)や妊娠前に見逃されていた糖尿病以外は,分娩直後からインスリンの投与中止が可能です(実際,大部分の妊娠中の明らかな糖尿病で中止が可能です).

　同様の理由から,分娩直後から産褥早期にかけては,相対的なインスリン感受性亢進状態にあるため,耐糖能再評価のための75gOGTTをこの時期に行う意義は低いといえます.耐糖能再評価は産褥6週以降に施行します.

文 献

1) Hagbard L, Svanborg A：Prognosis of diabetes mellitus with onset during pregnancy. Diabetes, 40：131, 1960.
2) O'Sullivan JB：The interaction between pregnancy, diabetes, and long-term maternal outcome. Diabetes Mellitus in Pregnancy. Reece EA, Coustan DR, eds, 2nd ed, pp.353-360, Churchill Livingstone, 1995.
3) O'Sullivan JB：Gestational diabetes：factors influencing rate of subsequent diabetes. Carbohydrate metabolism in pregnancy and the newborn. Sutherland HW, Stowers JM, eds, p.429, Springer-Verlag, 1978.
4) Bellamy L, Casas JP, Hingorani AD, et al：Type 2 diabetes mellitus after gestational diabetes：a systematic review and meta-analysis. Lancet, 373 (9677)：1773-1779, 2009.
5) Carpenter MW, Coustan DR：Criteria for screening tests for gestational diabetes. American Journal of Obstetrics & Gynecology, 144 (7)：768-773, 1982.
6) 妊婦の糖尿病診断基準ならびに管理検討小委員会：栄養代謝問題委員会報告－糖代謝異常妊婦とくに妊娠糖尿病の診断に関する指針(案)－. 日本産科婦人科学会誌, 36 (10)：2055-2058, 1984.
7) Hunter DJS, Kierse MJNC：Gestational diabetes. Effective care in pregnancy and childbirth. Chalmers I, Enkin M, Kierse M, eds, pp.403-410, Oxford University Press, 1989.
8) HAPO Study Cooperative Research Group：Hyperglycemia and adverse pregnancy outcomes. New England Journal of Medicine, 358 (19)：1991-2002, 2008.
9) International Association of Diabetes and Pregnancy Study Groups：Recommendations on the diagnosis and classification of hyperglycemia in pregnancy. Diabetes Care, 33 (3)：676-682, 2010.
10) 日本糖尿病・妊娠学会：妊娠中の糖代謝異常と診断基準の統一化について. 糖尿病と妊娠, 15 (1), 2015.
11) Coustan D：Delivery：timing, mode, and management. Diabetes Mellitus in Pregnancy. Reece EA, Coustan DR, eds, 2nd ed, pp.353-360, Churchill Livingstone, 1995.
12) Landon MB, Catalano PM, Gabbe SG：Diabetes mellitus complicating pregnancy. Obstetrics：Normal and Problem Pregnancies. Gabbe SG, Niebyl JR, Simpson JL eds, 5th ed, pp.976-1010, Churchill Livingstone, 2007.
13) Jovanovic-Peterson L, Peterson CM：Dietary manipulation as a primary treatment strategy for pregnancies complicated by diabetes. Journal of the American College of Nutrition, 9 (4)：320-325, 1990.
14) Rizzo T, Metzger BE, Burns WJ, et al：Correlations between antepartum maternal metabolism and intelligence of offspring. The New England Journal of Medicine, 325 (13)：911-916, 1991.
15) Committee on Practice Bulletins—Obstetrics：ACOG Practice Bulletin No.190：Gestational Diabetes Mellitus. Obstetrics & Gynecology, 131 (2)：e49-e64, 2018.
16) Lin CC, River J, River P, et al：Good diabetic control early in pregnancy and favorable fetal outcome. Obstetrics & Gynecology, 67 (1)：51-56, 1986.
17) Sameshima H, Kamitomo M, Kajiya S, et al：Early glycemic control reduces large-for-gestational-age infants in 250 Japanese gestational diabetes pregnancies. American Journal of Perinatology, 17 (7)：371-376, 2000.
18) Langer O, Yogev Y, Most O, et al：Gestational diabetes：the consequences of not treating. American Journal of Obstetrics & Gynecology, 192 (4)：989-997, 2005.
19) ACOG Committee on Practice Bulletins：ACOG Practice Bulletin. Clinical Management Guidelines for Obstetrician-Gynecologists. Number 60, March 2005. Pregestational diabetes mellitus. Obstetrics & Gynecology, 105 (3)：675-685, 2005.
20) 日本産科婦人科学会, 日本産婦人科医会編：CQ005-2　妊娠糖尿病(GDM),妊娠中の明らかな糖尿病,ならびに糖尿病(DM)合併妊婦の管理・分娩は？『産婦人科診療ガイドライン−産科編2017』. pp.29-33, 日本産科婦人科学会, 2017.
21) 安日一郎：分娩：分娩時期と分娩管理.『妊娠と糖尿病 母児管理のエッセンス』. 難波光義, 杉山　隆編, pp.204-211, 金芳堂, 2013.
22) Wissler RN：Endocrine disorder. Chestnut's Obstetric Anesthesia：Principles and Practice. Chestnut DH, Wong CA, Tsen LC, et al eds, 6th ed, pp.1056-1087, Elsevier, 2019.

chapter 1 妊娠糖尿病ケアに必要な基礎知識

3. 妊娠糖尿病が母児に与える影響

chapter 1-2で述べたHAPO研究[1]は，たとえ糖尿病より軽症の耐糖能異常，すなわち妊娠糖尿病（gestational diabetes mellitus；GDM）であっても，糖尿病合併妊娠と同様に種々の周産期有害事象と関連しているというエビデンスを提供しました．本稿では，GDMが母児に及ぼす影響について，周産期合併症と分娩後（児にとっては出生後）という2つの観点から整理してみましょう．

耐糖能異常合併妊娠と周産期合併症 （表1-7）

表1-7に耐糖能異常合併妊娠に関連した周産期合併症を示します．流産や先天奇形は，妊娠初期からの母体高血糖に関連するため，糖尿病合併妊娠あるいは妊娠前に見逃されていた糖尿病（妊娠中の明らかな糖尿病の一部）に認められますが，妊娠中期以降の高血糖であるGDMとの関連は認めません．胎児発育不全（fetal growth restriction；FGR）と羊水過少症は，糖尿病腎症を有する糖尿病合併妊娠（おもに1型糖尿病）に関連した重症妊娠高血圧腎症（重症胎盤機能不全を伴う）と関連して発症します．GDMも妊娠高血圧症候群（HDP）の発症リスクとなりますが，FGRをきたすことはまれであり，HDPを発症しても巨大児と関連することが多いのです．また，耐糖能異常に関連した巨大児は，通常は羊水過多症を伴いますが，胎盤機能不全が進行すると羊水過少症へ移行するため，GDMでも認められることがあります．GDMで糖尿病ケトアシドーシスをきたすことは基本的にはありませんが，切迫早産治療として不用意に投与されたリトドリン塩酸塩が誘因となって発症することがあります．その他の母児合併症は，GDMを含めたすべての耐糖能異常合併妊娠に共通した合併症です．

表1-7 耐糖能異常合併妊娠の周産期合併症

母体合併症	流産[*1]，早産，妊娠高血圧症候群（妊娠高血圧腎症，妊娠高血圧），羊水過多症，羊水過少症[*2]，糖尿病ケトアシドーシス[*3]，尿路感染症，遷延分娩・分娩停止，肩甲難産，帝王切開率の上昇
胎児合併症	先天奇形[*1]，過剰発育・巨大児，胎児発育不全[*2]，胎児機能不全，胎児心筋症，子宮内胎児死亡
新生児合併（IDM）	分娩損傷（腕神経麻痺など），新生児仮死，新生児呼吸窮迫症候群，低血糖，高ビリルビン血症，多血症，低カルシウム血症，新生児心筋症など

IDM：infant of diabetic mother．糖尿病（GDMも含めて）母体から生まれた児．
[*1]：糖尿病合併妊娠および妊娠前に見逃されていた糖尿病（妊娠中の明らかな糖尿病）に関連．
[*2]：妊娠高血圧腎症による胎盤機能不全と関連して発症．
[*3]：1型糖尿病がもっともリスクが高いが，妊娠中は2型糖尿病，妊娠中の明らかな糖尿病でも発症リスクが増加．

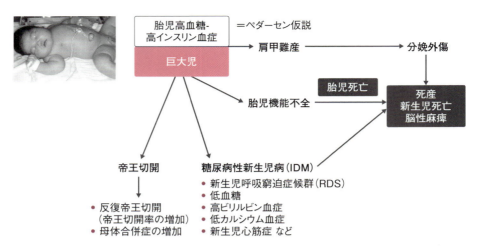

図1-13　巨大児との関連からみた耐糖能異常妊娠の周産期合併症

1 》 GDMの母体合併症

　早産，妊娠高血圧症候群，肩甲難産および帝王切開（初回帝王切開）は，HAPO研究[1]で母体高血糖との関連があらためて明らかとなった母体合併症です．羊水過多症は母体の血糖コントロール不良徴候の一つです．肩甲難産，遷延分娩・分娩停止，帝王切開率の上昇はいずれも巨大児に関連した周産期有害事象です．初回帝王切開率の上昇は，次回の妊娠の反復帝王切開と関連し，GDM全体の帝王切開分娩の頻度を上昇させる要因となります（図1-13）．

2 》 GDMの胎児・新生児合併症

　正常妊娠では，生理的なインスリン抵抗性の発現が母体の生理的な高血糖‒高インスリン血症を惹起し，胎児への正常なグルコース供給を確保することを先に述べました（chapter1-1の図1-9）．同様の母体‒胎盤‒胎児ユニットを用いて，耐糖能異常合併妊娠における胎児合併症が発症する病態を図1-14に示します[2]．すなわち，耐糖能異常合併妊娠では，過剰なインスリン抵抗性の発現と相まって生理的状態をこえて増幅された母体の高血糖‒高インスリン血症状態を呈します．母体の過剰な高血糖は胎児へのグルコースの過剰供給となり，胎児の膵臓β細胞を刺激し，胎児においても病的な高血糖‒高インスリン血症状態となります．インスリンは胎児の発育・成長因子として作用するため，胎児は過剰な発育促進因子（高インスリン血症）と過剰な発育エネルギー（高血糖）を得て発育が病的に加速されます．こうして発症した巨大児では，母体からの慢性的な過剰なグルコース刺激によって胎児膵β細胞の過形成をきたすことになります．この膵β細胞過形成によるインスリンの過剰産生は出生後も継続する一方，出生後は母体からのグルコース供給が途絶えるため，新生児は重症低血糖を発症し，適切な治療がなされなければ脳性麻痺も含めた重症新生児合併症の原因となります．こうした病態は1950年代にPedersenによって提唱され，「Pedersen（ペダーセン）仮説」とよばれますが，その後のさまざまな知見，特に脂質代謝に関する知見が加わって，今日では「修正Pedersen仮説」と称されます[3,4]．当初は糖尿病合併妊娠における新生児の病態に関するものでしたが，今日では

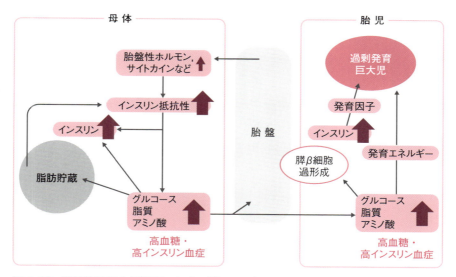

図1-14　耐糖能異常合併妊娠における"修正ペダーセン仮説"と巨大児の発症
〔安日一郎:「妊娠糖尿病, インスリン抵抗性, 胎児発育」(=Pedersen仮説)を考える. 糖尿病と妊娠, 18(2):53-60, 2018. をもとに作図〕

GDMを含めたあらゆる耐糖能異常合併妊娠の胎児・新生児病の発症を説明するセオリーです.

　胎児期の高血糖-高インスリン血症状態は, 単に巨大児の原因となるだけではなく, 胎児の体内のさまざまな代謝系の混乱を引き起こします(図1-13, 図1-14). したがって, 耐糖能異常合併妊娠の代表的合併症である巨大児は, 単に大きいというだけではなくさまざまな代謝系の混乱を内包し, 肩甲難産という物理的な合併症にとどまらず, 出生前からその代謝系の混乱を反映したさまざまな新生児合併症のリスクを抱えています. 胎児期の高血糖-高インスリン血症は, 重症低血糖はもとより, 通常は早産児にしかみられない新生児呼吸窮迫症候群(RDS)や新生児黄疸, ときに新生児心筋症といった糖尿病(GDMも含めて)母体から生まれた児(infant of diabetic mother; IDM)の基本病態です.

母児の将来の健康障害リスク

　GDMを適切に診断することは, GDMに関連した母児の周産期合併症の予防のみならず, 母児の分娩(出生)後の健康障害のリスクを把握するという重要な意義があります.

1 » 分娩後の母体の健康障害リスク

　GDMはもともと, 妊娠中にGDMと診断されるレベルの高血糖を認めた女性が将来高率に糖尿病を発症するという疾患概念からO'Sullivanという内科医が命名したことはchapter 1-2で述べたとおりです. 1950年代から20数年間, 700名をこえる女性の分娩後のフォローアップ研究を行ったボストンGDM研究[5]によって, 妊娠中に耐糖能が正常であった女性に比べて, GDM既往女性の糖尿病の発症率は明らかに高く, 20年間で40％が糖尿病を発症することがはじめて明らかとなりました. その後の数多くのフォローアップ研究によって, GDM既往女

性の糖尿病発症リスクは確固たるエビデンスとして確立されました．最近のメタ解析[6]では，GDM既往女性の糖尿病発症率は，妊娠中に正常耐糖能であった女性の7.43倍の高率であり，ボストンGDM研究の時代に比べて，分娩後3〜7年とより短期間で糖尿病を発症しています．

　GDMの基本病態は病的なインスリン抵抗性の過剰発現です．インスリン抵抗性を基本病態とする疾患は2型糖尿病にとどまらず，高血圧症，肥満，脂質異常症といったメタボリック症候群も同様です．メタボリック症候群は，心血管系イベント（心筋梗塞や脳梗塞）の重大なリスクとなるという点で重要です．最近のGDM既往女性の心血管系イベントのリスクに関する報告では，2型糖尿病の発症リスクとともに，高血圧症と虚血性心疾患のリスクが有意に増加することが示されています[7]．

　このように，GDM既往女性のフォローアップは新たな重要性を増しているものの，依然として適切なフォローアップがなされていない現状です．妊娠を契機とした女性のヘルスプロモーションという観点から，女性のヘルスケアの一環としての対策が望まれます．

2》》 母乳哺育による母体の糖尿病発症リスクの軽減

　母乳哺育がGDM既往女性の将来の糖尿病発症の予防効果があることが，最近注目されています．母体のエネルギー消費という観点からは，授乳行動は母体にとって相当量のエネルギー消費（480kcal/日）を伴います．こうした相当量のエネルギー消費を伴う授乳行動には母体の将来の2型糖尿病の発症予防効果が期待されますが，これまでそのエビデンスは十分ではありませんでした．最近，GDM既往女性の母乳哺育による糖尿病発症予防効果に関する臨床研究が数多く報告され，その効果のエビデンスが確立されつつあります．それらの研究によると，母乳哺育によって母体の糖尿病発症を30%程度抑制できることが期待されています[8〜10]．しかし，糖尿病発症予防に効果的な母乳強度や授乳期間など，まだ不明の点も少なくありません．また，その予防効果は，単に授乳によるエネルギー消費の効果ではないと考えられていますが，そのメカニズムはよくわかっていません．

3》》 出生後の児の健康障害リスク

　さらに最近，妊娠中にGDMを的確に診断することの新たな意義が明らかになりました．それは，GDM女性から生まれた児が，将来メタボリック症候群を発症するリスクが高いことを示唆する報告です．HAPO研究に参加した母体から生まれた4,160児の10〜14歳のフォローアップデータが，ごく最近報告されました[11]．その研究によると，母体の妊娠時の血糖値が高いほど児の血糖値が高く，児のインスリン感受性が低い，すなわち母体の妊娠中の血糖値が高いほど，児のインスリン抵抗性が増大しているという結果でした．このことは，妊娠中にGDMが治療されずに放置されると，その母体から生まれた児の将来のメタボリック症候群のリスクが高まるということを強く示唆するものです．

おわりに

　GDMは女性の将来の健康被害のリスクを知る一つの契機となります．こうした概念はGDM

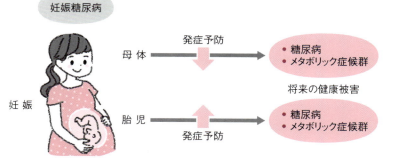

図1-15 妊娠糖尿病の2世代にわたる健康被害のリスクとその予防のためのヘルスプロモーション

のみならず，HDPでも同様であることが最近の研究で明らかになってきています．さらに，低出生体重児が将来の健康被害と関連するという胎児プログラミング仮説(DOHaD)が提唱され(chapter 1-1参照)，妊娠と出産が次世代にわたる健康被害のリスクと関連していることが明らかになりました．この概念は低出生体重児のみならず，GDM既往女性から生まれた児においても同様です．このように，妊娠と出産は女性の将来のリスクを発見する負荷試験という発想から，妊娠，出産を契機に，女性の将来のヘルスプロモーションという視点からのアプローチが求められています．妊娠糖尿病は，妊娠と出産を契機にしたウィメンズヘルスケア，さらには次世代にわたるヘルスプロモーションのモデルとなる疾患です(図1-15)．

文献

1) HAPO Study Cooperative Research Group：Hyperglycemia and adverse pregnancy outcomes. New England Journal of Medicine, 358 (19)：1991-2002, 2008.
2) 安日一郎：「妊娠糖尿病，インスリン抵抗性，胎児発育」(=Pedersen仮説)を考える．糖尿病と妊娠, 18 (2)：53-60, 2018.
3) Freinkel N：Banting Lecture 1980. Of pregnancy and progeny. Diabetes, 29 (12)：1023-1035, 1980.
4) Catalano PM, Hauguel-De Mouzon S：Is it time to revisit the Pedersen hypothesis in the face of the obesity epidemic? American Journal of Obstetrics & Gynecology, 204 (6)：479-487, 2011.
5) O'Sullivan JB：Gestational diabetes：factors influencing rate of subsequent diabetes. Carbohydrate metabolism in pregnancy and the newborn. Sutherland HW, Stowers JM, eds, p. 429, Springer-Verlag, 1978.
6) Bellamy L, Casas JP, Hingorani AD, et al：Type 2 diabetes mellitus after gestational diabetes：a systematic review and meta-analysis. Lancet, 373 (9677)：1773-1779, 2009.
7) Daly B, Toulis KA, Thomas N, et al：Increased risk of ischemic heart disease, hypertension, and type 2 diabetes in women with previous gestational diabetes mellitus, a target group in general practice for preventive interventions：A population-based cohort study. PLoS medicine, 15 (1)：e1002488, 2018.
8) Aune D, Norat T, Romundstad P, et al：Breastfeeding and the maternal risk of type 2 diabetes：a systematic review and dose-response meta-analysis of cohort studies. Nutrition, Metabolism & Cardiovascular Diseases, 24 (2)：107-115, 2014.
9) Gunderson EP, Hurston SR, Ning X, et al：Lactation and Progression to Type 2 Diabetes Mellitus After Gestational Diabetes Mellitus：A Prospective Cohort Study. Annals of Internal Medicine, 163 (12)：889-898, 2015.
10) Feng L, Xu Q, Hu Z, et al：Lactation and progression to type 2 diabetes in patients with gestational diabetes mellitus：A systematic review and meta-analysis of cohort studies. Journal of Diabetes Investigation, 9 (6)：1360-1369, 2018.
11) Scholtens DM, Kuang A, Lowe LP, et al：Hyperglycemia and Adverse Pregnancy Outcome Follow-up Study (HAPO FUS)：Maternal Glycemia and Childhood Glucose Metabolism. Diabetes Care, 42 (3)：381-392, 2019.

chapter 1 　妊娠糖尿病ケアに必要な基礎知識

4. 妊娠糖尿病ケアにおける 臨床推論の重要性

臨床推論とは

　自動車の自動運転に象徴されるように，さまざまな分野において人工知能(artificial intelligence；AI)の技術が浸透しています．医療の分野においても医療機器はもちろんのこと，AIによる画像診断などの技術革新が進んでいます．しかしAIを用いた診断，治療等を支援するプログラムを利用して診療を行うことについては，プログラムにどのようなデータが入力されているのか，使用者が適正使用するのかわからないなどの問題があり，実用化はまだまだ難しい状況です．

　では，ヒトの知能，つまり実際のベテラン医師が頭の中で行う診断，治療はどのような過程で進んでいるのでしょうか．具体的には，教科書的な学習と実際の臨床経験および臨床研究，学会でのガイドラインなどをふまえ，総合的に判断されています．これらのさまざまな要因は「経験」と総称され，ベテラン医師は，若手医師や医学生にこの経験を伝えていきます．しかし，この「経験」のなかでの思考回路をうまく表現できず，正確に伝えることができない場合も少なくありません．この臨床経験による診断，治療を考える思考の過程を「臨床推論」といいます．

　医師がどのように臨床推論し，的確な診断をして，薬を処方しているのか，どのように検査を進め，どのように治療しようとしているのかを助産師を含めたコメディカルが理解することができれば，多くのメリットがあり，デメリットを少なくできます．

　本稿では，妊産婦を診るときの臨床推論の過程を考えていきましょう．

臨床推論の進め方

　臨床推論は，医師の考えだけで進めるものではなく，患者を取り巻く医療チームが共通の論理を理解しながらも，それぞれの視点から新たな推論を構築し，それが本流の推論に適合するのか(あるいは反しないのか)を確認することが重要です．そのためには，本流の推論をチームが理解することが不可欠です．

　チームに推論を普及させるためには，何よりもチーム内での効果的なコミュニケーションが重要とされています．「効果的なコミュニケーションを行う」と言葉で言うのは簡単ですが，実行することは難しいものです．効果的なコミュニケーションは，医療チーム各々が，多くの情報のなかで重要な情報を整理して他のメンバーに伝え，それが重要な情報であると理解されるようなプレゼンテーションができるかということに尽きます．

　重要な情報を伝えるためには，重要性の低い情報を排除することも大切です．すなわち，重

要な情報を簡潔に伝えることによって，その情報が重要なものとして周知・理解されます．この方法論として，米国海軍で開発された「SBAR」があります．ここでは，助産師がSBARを用いて臨床推論の結果をどのように報告していくかについて，具体例を通して解説します．

SBAR を用いた臨床推論の実際——症例 1

SBARとは，situation（状況）background（背景）assessment（評価）recommendation（勧告）の略語で，それぞれは以下のように用います．

状況：現状を明確，簡潔に説明する
背景：患者に関連する背景情報を伝える
評価：状況と背景に基づいて結論を導き出す
勧告：優先すべき行動を推奨する

では，実際の症例で考えてみましょう．

症例 ▶ 1

S（状況）：24歳，初妊婦．特にそれまで異常を認めなかったが，妊娠35週に急に意識レベルが低下した．麻痺はないが過換気症候群のような呼吸をしている．

B（背景）：発症1週間前の定期検査で異常はなかったが，5日前に感冒様症状あり．昨日から口渇多尿多飲を訴えている．

A（評価）：状況と背景から劇症1型糖尿病が疑われる．

R（勧告）：集学的管理ができる施設での入院治療が望ましい．

症例1は，妊娠後期の妊婦に起こった意識障害の症例です．妊娠中の意識障害は，頻度の高い疾患として脳血管障害や急性心不全，重症感染症などが考えられます．脳血管障害では片麻痺や高次脳機能障害などの局所神経症状を伴い，心疾患は通常心電図，胸部単純X線写真，心エコーなどの生理学的所見やBNPなどの血液生化学検査所見において異常を認めます．重症感染症も血液生化学検査異常を伴います．

産科的な疾患では，羊水塞栓症，子癇，妊娠高血圧症候群，HELLP症候群[*1]，出血性ショック，産科的DIC（播種性血管内凝固症候群）などの疾患を鑑別する必要がありますが，いずれも頭痛や神経症状，貧血，血小板減少，高血圧を伴います．

症例1ではこのような神経症状や生理学的所見に異常はみられず，感冒様症状出現後急激に意識障害を発症しました．この経過から重要な情報と認識すべきは，局所の神経症状を伴わない急激に発症した意識障害であるということです．

[*1] **HELLP症候群**：溶血（<u>h</u>emolysis），肝酵素上昇（<u>e</u>levated <u>l</u>iver enzymes），血小板減少（<u>l</u>ow <u>p</u>latelets）を3主徴とする予後不良な疾患．

もっとも疑わしいのは広範な脳血管障害であり，次いで低血糖，高血糖などによる糖尿病性昏睡，乳酸アシドーシスなどの急性代謝障害が考えられます．脳血管障害は画像診断，特にMRIによって急性期であっても診断が確定されます．糖尿病性昏睡は，低血糖でも高血糖でも画像上は意識障害の原因となる異常を認めることはありません．

　よって，症例1においても，ただちに脳の画像診断を行うことは有用ですが，それ以前に簡易で安価な血液検査によるスクリーニングが重要です．なぜなら，口渇多飲多尿という高血糖症状がみられるからです．そこで，血液生化学検査，動脈血検査を行ったところ，随時血糖値740mg/dL，HbA1c 6.1％，動脈血pH 6.94，血中ケトン体10,890mmol/Lと糖尿病ケトアシドーシスを認めました〔MEMO「ケトーシスとケトアシドーシス」(p.32)参照〕．ここで注目すべき症状は，過換気症候群のような呼吸です．これは代謝性アシドーシスの代償のための呼吸アルカローシス（クスマールの大呼吸といわれる）と考えられますが，過換気と間違われることが多いので注意しなければなりません．

　鑑別診断として，乳酸アシドーシスがあげられます．血液乳酸値はおもに肝臓や腎臓，骨格筋における乳酸合成と，肝での代謝の結果であるため，乳酸の産生亢進，乳酸代謝の低下が起こると乳酸アシドーシスが起きやすくなります．乳酸アシドーシスは嫌気性解糖が続いていることを意味しており，全身もしくは組織での循環不全を表しています．乳酸アシドーシスのおもな症状は，意識障害，嘔吐，嘔気，心窩部痛，食欲不振，過呼吸などで，血中乳酸値が50mg/dL以上，動脈血pH7.25未満では予後不良といわれています．

　なお，血中乳酸とピルビン酸は食事や無酸素運動で増加します．血中乳酸値は駆血によっても増加するため通常は動脈血で採血した検体を使用します．また，通常の採血管では解糖が進み，乳酸やピルビン酸は増加するため，正確な測定値を得るには，早朝空腹時に駆血せずに採血し，ただちに1Nの過酸化水素水のスピッツで凍結保存することが必要です．

　こうした状況と背景から評価を行いますが，ここから（A：評価する）がもっともハードルが高い部分となります．なぜなら，基本的・総括的な知識がないと評価はできないからです．評価をする場合，まずキーワードを考えます．症例1のキーワードは，

- **妊娠**
- **高血糖**
- **ケトアシドーシス**

となります．この3つのキーワードが掴めれば，検索デバイスなどを使って評価をするところにたどり着くことができます．症例1のこれらのキーワードからまず疑われるのは「劇症1型糖尿病」です．そこで劇症1型糖尿病について学習しておきましょう．

1 劇症1型糖尿病

　症例1が劇症1型糖尿病かどうかを確定診断するためには，劇症1型糖尿病について理解する必要があります．診断基準は**表1-8**のとおりです[1]．劇症1型糖尿病の原因はまだ明らかではありませんが，近年，抗がん剤である抗PD-1 (programmedcell death-1)抗体薬が1型糖尿病を引き起こすことが判明しました．特に劇症1型糖尿病が多いことは劇症1型糖尿病の発症にも免疫が関与する可能性を示しており興味深いことです．妊娠も全身免疫および局所免疫

が深く関与しているため，もともとなぜ妊娠時に劇症1型糖尿病の発症が多いかは謎でしたが，抗PD-1抗体薬の副作用から，現在その発症機序が注目されています．

2 妊娠糖尿病

妊娠中のもっとも重篤な糖尿病合併症が劇症1型糖尿病ですが，もっとも頻度の高い合併症は妊娠糖尿病です．妊娠中は胎児に必要な栄養を供給するため，母体はインスリン抵抗性を高めて母体の血糖値が下がりにくくなるような機構が働きます．しかし，その生理的状況から逸脱して，妊娠中に血糖が軽度ですが高くなった状態が妊娠糖尿病です（妊娠糖尿病の定義および診断基準はchapter1-2の**表1-1**参照のこと）．

医療者は，妊娠糖尿病がなぜ問題かを知る必要があります．妊娠糖尿病は耐糖能異常としては軽微な血糖上昇であるにもかかわらず，HAPO研究（Hyperglycemia and Adverse Pregnancy Outcome Study；妊娠糖尿病の診断基準に関する国際的な無作為比較試験）の結果からも巨大児出生率が高まり，それに随伴する児の周産期合併症が増加することが明らかとなっています[2]（chapter1-2参照）．

しかし，妊娠糖尿病のような発症頻度の高い合併症への医療介入は医療費が増大する可能性があるため，医療経済を含めた社会的な影響を考慮した適切な診断基準を設定する必要があります．そこで新・旧診断基準に基づく妊娠糖尿病に対する医療介入によって医療経済的にどのような影響があるかが先駆的にスペインで検討されました[3]．その結果，旧基準に比べ新基準では妊娠糖尿病の有病率は10.6％から35.5％に増加しました．新基準の妊娠糖尿病に対し医療介入を行ったところ，妊娠高血圧，未熟児，帝王切開，吸引分娩，巨大児，NICU入院率などすべての周産期事象は減少しました．その結果医療費も節減でき，この経済効果はおもに帝王切開とNICU入室の減少による影響が大きかったことがわかりました．

表1-8　劇症1型糖尿病診断基準（2012）

下記1〜3のすべての項目を満たすものを劇症1型糖尿病と診断する．

1. 糖尿病症状発現後1週間前後以内でケトーシスあるいはケトアシドーシスに陥る
   （初診時尿ケトン体陽性，血中ケトン体上昇のいずれかを認める）
2. 初診時の（随時）血糖値が288mg/dL（16.0mmol/L）以上であり，
   かつHbA1c値（NGSP）＜8.7％*である．
3. 発症時の尿中Cペプチド＜10μg/day，または，空腹時血清Cペプチド＜0.3ng/mLかつ
   グルカゴン負荷後（または食後2時間）血清Cペプチド＜0.5ng/mLである．

   ＊：劇症1型糖尿病発症前に耐糖能異常が存在した場合は，必ずしもこの数字は該当しない．

〈参考所見〉
A）原則としてGAD抗体などの膵島関連自己抗体は陰性である．
B）ケトーシスと診断されるまで原則として1週間以内であるが，1〜2週間の症例も存在する．
C）約98％の症例で発症時に何らかの血中膵外分泌酵素（アミラーゼ，リパーゼ，エラスターゼ1など）が上昇している．
D）約70％の症例で前駆症状として上気道炎症状（発熱，咽頭痛など），
   消化器症状（上腹部痛，悪心・嘔吐など）を認める．
E）妊娠に関連して発症することがある．
F）HLA *DRB1*04:05-DQB1*04:01* との関連が明らかにされている．

〔1型糖尿病調査研究委員会報告—劇症1型糖尿病の新しい診断基準（2012）．糖尿病，55（10）：815-820，2012．より転載〕

表1-9 妊娠糖尿病の分娩後糖尿病発症関連因子

妊娠前	・肥満 ・人種(アジア系, アフリカ系) ・年齢 ・社会経済状態 ・糖尿病の家族歴
妊娠中	・妊娠糖尿病の診断週数(早期) ・空腹時高血糖 ・75gOGTT 2時間値高値 ・insulinogenic index の低下 ・インスリン治療
分娩後	・出産後早期の75gOGTTでの耐糖能異常 ・出産からの期間 ・追跡時の内臓脂肪型肥満

(川﨑英二:GDMのフォロー.「妊娠と糖尿病 母児管理のエッセンス」.難波光義・杉山 隆編. pp.212-215, 金芳堂, 2013. より引用)

　また，妊娠糖尿病母体は出産後に2型糖尿病を発症する確率が高まるため，分娩後のフォローアップが重要です．表1-9に妊娠糖尿病(母体)の分娩後の糖尿病発症関連因子を示します．痩せの場合も妊娠時の年齢が高年齢の場合や，診断時に早期インスリン分泌不全(insulinogenic indexの低下)があった場合，分娩後の肥満などは糖尿病発症の危険性が高まります．

> **MEMO**
>
> ### ▶ ケトーシスとケトアシドーシス
>
> 　体のエネルギー源としてブドウ糖(グルコース)が利用できない時には，脂肪酸を利用してエネルギーを産生します．主として脂肪酸からのエネルギーは肝臓で産生されますが，その際ケトン体が産生されます．血中ケトン体が上昇する状態は「ケトーシス」とよばれ，さらに増え続け血液が酸性になった状態を「ケトアシドーシス」といい，その原因が糖尿病によるものであれば「糖尿病ケトアシドーシス」となります．
>
> 　妊娠中のケトーシスは，胎児の成長，特に中枢神経の発達に影響を及ぼすため注意する必要があります．ケトーシス，ケトアシドーシスはブドウ糖の利用が低下した状態で起こるため，ブドウ糖が足りない状態やインスリン枯渇している状態で起こります．ブドウ糖が足りない状態は糖質制限食でよくみられますので注意が必要です．特に妊娠中は脂質の利用が高まる傾向にあるためケトーシスになりやすく，血糖が正常であってもケトーシスになる，いわゆる正常血糖ケトーシスが起こるため，GDMであってもしっかり糖分を補給する必要があります．その際には，単純糖質ではなく複合糖質(繊維質を多く含む炭水化物)を摂ることがポイントです．
>
> 　血中ケトン体には，アセト酢酸，β-ヒドロキシ酪酸，アセトンがあり，アセトンは呼気から，その他は尿中から排泄されます．糖尿病ではβ-ヒドロキシ酪酸が高値となりますが，尿のケトン検査はアセト酢酸しか測定できないため，実際は血中ケトン体が高値であるにもかかわらず，尿ケトン体では陰性となりケトーシスが見逃されることもありますので注意しましょう．

SBAR を用いた臨床推論の実際 —— 症例2

症例1の解説をふまえて，症例2について考えてみましょう．

症例▶2

S （状況）：38歳，妊娠24週のG2P2（2妊2産）の妊婦．

B （背景）：過去の出産歴で3,800gの男児の既往あり．
妊娠前BMI 28，HbA1c 6.1%，父が糖尿病．

A （評価）：耐糖能異常合併妊娠，特に妊娠糖尿病の可能性が高い．

R （勧告）：50gGCTかつ/もしくは75gOGTTを実施する．

妊娠糖尿病になりやすい人は以下の特徴があります．

1. **糖尿病の家族歴**
2. **肥満**
3. **35歳以上の高年齢**
4. **巨大児分娩既往**
5. **原因不明の習慣流早産歴，周産期死亡歴**
6. **強度の尿糖陽性もしくは2回以上反復する尿糖陽性**
7. **妊娠高血圧症候群**
8. **羊水過多症　など**

症例2は少なくとも1〜4を満たしています．

　ここで鑑別すべきは，「妊娠糖尿病」と「妊娠中の明らかな糖尿病」です．この鑑別は75gOGTTを実施しないとわかりません．

①75gOGTTで空腹時血糖値92mg/dL未満，1時間値180mg/dL未満，2時間値153mg/dL未満のいずれの条件も満たす **→ 正常型**

②75gOGTTで空腹時血糖値92mg/dL未満，1時間値180mg/dL未満，2時間値153mg/dL未満のいずれかを上回る．ただし糖尿病型の条件（下記③）は満たさない **→ 妊娠糖尿病**

③75gOGTTで空腹時血糖値126mg/dL以上，HbA1c 6.5%以上のいずれかを満たす

　　 → 糖尿病型（妊娠中の明らかな糖尿病）．妊娠中は糖尿病に準じて治療し，分娩後要再検

　＊随時血糖値≧200mg/dL，あるいは75gOGTTで2時間値≧200mg/dLの場合は，妊娠中の明らかな糖尿病の存在を念頭におき，上記の診断基準を満たすかどうか確認する．

　以上の診断基準に基づいて妊娠糖尿病と妊娠中の明らかな糖尿病を鑑別し，食事療法および血糖自己測定（SMBG）を開始しなければなりません．妊娠中の明らかな糖尿病および糖尿病合併妊娠はインスリン治療の対象になります．

chap 1　妊娠糖尿病ケアに必要な基礎知識

臨床推論の注意点

　実際の臨床は典型的な例ばかりではありません．そのため，いくら臨床推論を考えてもなかなか推論が成り立たない場合もあります．また，迅速な初期治療がまず必要な時もありますが，そのような時は治療を優先し，治療の反応などをヒントに推論を導きます．当初成り立った推論も，途中から矛盾を感じる場合は少なくありません．つまり，完全な推論が完成するまでの間には多くの仮説が生まれてきます．この仮説の検証を行い，最終的に完全な推論が完成します．よって医療チームにおいては，多くの仮説を立て，それぞれの立場から検証を行っていくという作業が大切です．最初からクイズの答えを解くように一つの結論を推論するのではなく，多くの仮説を立てることが「臨床能力が高い」といえます．

インスリンの使用についての臨床推論

　生体内から分泌されるインスリンには，おもに肝臓からの糖産生を調整する基礎インスリン分泌と，食事の際に分泌される追加インスリン分泌があります．インスリンの必要量は血糖値やインスリン感受性(抵抗性)によって規定されるので，誰でも必要インスリン量は同じというわけではありません．また一個人においても日々刻刻と必要量は変わります．特に追加インスリンは，食べ物の内容により必要量が変化します．

　1型糖尿病はインスリン産生細胞が失われる病気ですから，基礎インスリン分泌も追加インスリン分泌も枯渇するため，両者の補充が必要です．2型糖尿病はまず追加インスリンの分泌不全が起こり，徐々に追加インスリン分泌も基礎インスリン分泌も低下しますが，インスリンが完全に枯渇することはありません．妊娠糖尿病は追加インスリン分泌の低下が主で，基礎インスリン分泌はほぼ保たれています．

　これらの知識から，糖尿病合併妊娠の場合は基礎インスリンと追加インスリンの補充が必要になりますが，妊娠糖尿病では追加インスリンの補充のみで血糖コントロールできるはず，という臨床推論が成り立ちます(状況：食後血糖が高い，背景：妊娠糖尿病，評価：追加インスリンの補充，勧告：食後血糖の測定)．

　しかし，肥満の妊娠糖尿病や脂質代謝異常を伴う妊娠糖尿病では，空腹時血糖が100mg/dLをこえてしまうため，実際には妊娠糖尿病であっても基礎インスリンを補充する場合があります．このような時は，夕食時前の血糖が下がってしまうことがあるため注意を要します．つまり，臨床推論に合わない治療をした場合，その副作用が出現するわけです．この問題を，臨床推論する場合としない場合で整理してみましょう．

1 » 臨床推論をしない場合

　早朝空腹時血糖が100mg/dL以上あるので，空腹時血糖を下げるため基礎インスリンを補充した．

2 » 臨床推論をする場合

　本症例の病態は妊娠糖尿病であり，基礎インスリン分泌は十分であるはずである．肥満妊娠糖尿病症例では早朝空腹時は遊離脂肪酸代謝が亢進しているため，結果として早朝空腹時血糖が100mg/dL以上になることはある．

- **持効型インスリンを使用した場合**：早朝空腹時血糖は下がるが，夕食前血糖は低血糖になる可能性が高い → 夕食前の間食が増える可能性がある → 肥満が助長される．
- **中間型インスリンを眠前に使用した場合**：夕食前血糖には影響しない．
- **基礎インスリンを補充しない場合**：胎児の大きさ，母体体重の変化，母体の空腹時血糖の変化を観察して，インスリン治療の必要性について検討していく．

　以上のように，臨床推論を行った場合は次に起こりうる出来事を予測できるというメリットがあります．その予測に基づいて，どのような対策を立てておくかを計画することが臨床推論を行うにあたりもっとも重要なことといえるでしょう．

　以上，妊娠糖尿病ケアにおける臨床推論の重要性について解説しました．「目の前の患者の病態について仮説を立て，そこから次に起こる可能性のある症状や変化について推測し，そのそれぞれについて対策を立てる」という昔から行われてきた医学の基本は変わってはいません．しかし，医学が専門化し，さらに複雑化している状態で，昔堅気のやり方では落とし穴に嵌ってしまう可能性が高くなります．臨床推論を立てることにより，複雑化した疾患を単純化し，さらに高い専門性をもった医療者が集合し効果的なコミュニケーションを行うことにより問題解決の能力を向上させていく，そのような臨床が一例でも多くなることを願っています．

▌文 献

1) 1型糖尿病調査研究委員会報告―劇症1型糖尿病の新しい診断基準 (2012). 糖尿病, 55 (10)：815-820, 2012.

2) International Association of Diabetes and Pregnancy Study Groups Consensus Panel：International association of diabetes and pregnancy study groups recommendations on the diagnosis and classification of hyperglycemia in pregnancy. Diabetes Care, 33 (3)：676-682, 2010.

3) Duran A, Sáenz S, Torrejón MJ, et al：Introduction of IADPSG criteria for the screening and diagnosis of gestational diabetes mellitus results in improved pregnancy outcomes at a lower cost in a large cohort of pregnant women: the St. Carlos Gestational Diabetes Study. Diabetes Care, 37 (9)：2442-2450, 2014.

4) 川﨑英二：GDMのフォロー.「妊娠と糖尿病 母児管理のエッセンス」. 難波光義・杉山 隆編. pp.212-215, 金芳堂, 2013.

chapter 1 妊娠糖尿病ケアに必要な基礎知識

5. 妊娠・出産と糖代謝異常にかかわる診療報酬

はじめに―助産師の行為と医療

　妊婦健康診査(妊婦健診)や母乳外来等の正常の妊娠・出産にかかわる助産師の活動は，公費負担や妊産婦の自費によっています．一方，正常な妊娠・分娩経過を逸れた場合は，医療として対応されます．近年，妊娠糖尿病の妊婦に対する診療報酬が認められ，他の糖代謝異常を含め，糖代謝異常のある妊産婦に助産師がかかわる場面も増えています．

　本節では，まず診療報酬とは何かについて説明したうえで，妊娠・出産と糖代謝異常に関して，**特に助産師の活動が評価されている項目および他の看護職との連携が重要となる項目**について概説します．

診療報酬制度の概要

　診療報酬は，国民皆保険制度の一環として国民の多くが必要とする医療に値段をつけて保険診療とし，医療を提供した施設に対価として支払われるもので，そのリストが診療報酬点数表です[1]．医療提供においては，医療法〔昭和23(1948)年制定，その後逐次改正〕が，医師法，保健師助産師看護師法等の関連職種の免許法と並んでその根幹をなし，医療提供施設の性格や配置職種，その数等を定めています．そして，診療報酬制度と相互補完的に連携して，医療提供がなされています．診療報酬は原則2年ごとに，その時の国民全体の健康問題と今後の予測，経済や医療費全体の状況をふまえて見直し(改定)されます．

　医科の診療報酬は，「基本診療料」と「特掲診療料」に大別され，前者は初・再診料と入院料等，後者は個々の技術で構成されています．基本診療料と特掲診療料は，項目によっては加算が設けられ，それを含めて患者の状態に対応した医療が提供できるようになっています．

　また，診療報酬の多くの項目や加算では，適応対象のほか，施設基準等が示されており，保険診療の安全や質確保等のために，整える必要がある施設・設備および配置する職員とその数・資格などの詳細が定められています．

妊娠・出産と糖代謝異常

　妊婦の糖代謝異常は，①妊娠糖尿病(gestational diabetes mellitus；GDM)，②妊娠中の明らかな糖尿病(overt diabetes in pregnancy)，③糖尿病合併妊娠(pregestational diabetes mellitus)に分類されます．①妊娠糖尿病は，「妊娠中にはじめて発見または発症した糖尿病に

至っていない糖代謝異常」と定義されます．②妊娠中の明らかな糖尿病には，妊娠前に見過ごされていた糖尿病，妊娠による糖代謝の変化の影響を受けた糖代謝異常，妊娠中に発症した1型糖尿病が含まれ，分娩後は診断の再確認が必要とされています[2, 3]．③は妊娠前から糖尿病がある場合です．

②妊娠中の明らかな糖尿病と③糖尿病合併妊娠の場合，糖尿病は，どちらの場合も1型糖尿病と2型糖尿病に大別されます．1型糖尿病ではインスリン製剤（以下，インスリン）による治療が必須です．2型糖尿病では，インスリンあるいは経口薬による薬物治療，食事・運動などを含めた生活行動の自己管理によって血糖をコントロールすることが求められます．また，生活行動の自己管理は糖尿病の種類や薬物治療の種類・有無を問わず必要になります．

糖代謝異常のある妊産婦に適用される可能性のある診療報酬

糖代謝異常のある妊産婦関連の診療報酬[4]のうち，看護職にかかわる項目について，適応対象の概要および，それぞれに関連する配置・担当職種（医師以外）を**表1-10**に示しました．

1 》 基本診療料

糖代謝異常のある妊産婦では，糖代謝異常やさまざまな母児合併症の管理，対応を目的に入院治療が行われることがあります．

入院料等で，糖代謝異常の妊産婦に適用される診療報酬は以下のとおりです．

- **（A236-2）ハイリスク妊娠管理加算**
- **（A237）ハイリスク分娩管理加算**
- **（A303）総合周産期特定集中治療室管理料 1**

なお，（A303）総合周産期特定集中治療室管理料 2 は新生児が対象です．

これらの項目では，適応対象のなかに糖尿病あるいは合併症妊娠（合併症の一つとして糖尿病）の患者が含まれます．施設基準は，（A237）ハイリスク分娩管理加算では一定数の助産師，（A303）総合周産期特定集中治療室管理料については，患者数に応じた数の助産師あるいは看護師を配置することが求められています．

助産師は妊産婦・新生児に対し，入院患者として必要な看護行為の提供（診療の補助および療養上の世話）に携わることになります．

2 》 特掲診療料：医学管理等

1 （B001・13）在宅療養指導料

対象は，在宅療養指導管理料算定患者又は入院中の患者以外の患者で器具を装着しており，その管理に配慮を要する患者（以下，器具装着患者）で，外来に通院する患者です．医師の指示のもと，30分以上，プライバシーの確保できる場所で個別に指導した場合に算定できます．在宅療養指導管理料算定患者には，自己注射をはじめ，さまざまな在宅医療を行っている患者，器具装着患者には，人工肛門装具等の器具を装着している患者が該当します．家族のみに指導した場合は算定できません．平成4（1992）年の医療法第二次改正において患者の居宅等

chap 1 妊娠糖尿病ケアに必要な基礎知識

表1-10　妊娠・出産と糖代謝異常関連の診療報酬のなかで助産師を含む看護職にかかわる項目〔平成30（2018）年改定現在〕

名　称			適応対象の概要（糖代謝異常にかかわる疾患等を記載）	施設基準等における医師以外の配置職種／担当者等
第1章　基本診療料				
第2部　入院料等				
第2節　入院基本料等加算				
	A236-2	ハイリスク妊娠管理加算	入院中の患者：糖尿病・他（治療中のものに限る）	明記なし
	A237	ハイリスク分娩管理加算	入院中の患者：糖尿病・他（治療中のものに限る）	常勤の助産師3名以上
第3節　特定入院料				
	A303	総合周産期特定集中治療室管理料　1　母体・胎児集中治療室管理料	母体・胎児集中治療室管理が必要な妊産婦，産褥婦を含む．合併症妊娠（糖尿病・他）	総合周産期母子医療センター又は地域周産期母子医療センターで，入室患者数に対応した数の助産師又は看護師
第2章　特揭診療料				
第1部　医学管理等[註1]				
	B001・13	在宅療養指導料	在宅療養指導管理料算定患者又は入院中の患者以外の患者で器具を装着しており，その管理に配慮を要する患者	保健師，助産師又は看護師（訪問看護や外来診療の診療の補助の兼任可）
	B001・27	糖尿病透析予防指導管理料	HbA1c 6.5％（NGSP値）以上または内服薬やインスリン製剤を使用している外来糖尿病患者で，糖尿病腎症2期以降の者	専任の医師，看護師又は保健師，管理栄養士からなる透析予防診療チームの設置が必要
	B001・29	乳腺炎重症化予防ケア・指導料	入院中の患者以外の患者で，乳腺炎により母乳育児が困難な者	アドバンス助産師®（CLoCMiP®レベルⅢ研修修了者）1名以上
第2部　在宅医療				
第2節　在宅療養指導管理料[註2]				
第1款　在宅療養指導管理料			入院中の患者以外の患者	
	C101	在宅自己注射指導管理料	*自己注射（インスリン製剤など）を行っている，入院中の患者以外の患者（製剤の注射方法の複雑さにより3区分）*	―
		導入初期加算	*上記患者で初回指導から3月以内*	―
	C101-3	在宅妊娠糖尿病患者指導管理料	*入院中の患者以外の妊娠中の糖尿病患者又は妊娠糖尿病の患者で，（血糖自己測定値に基づく指導を行うために）血糖測定器を使用している患者*	―
第2款　在宅療養指導管理材料加算				
	C150	血糖自己測定器加算	*血糖自己測定値に基づいて血糖管理を行っている場合（C101，C101-3の加算）（測定回数により6区分）*	―
	C151	注入器加算	*自己注射を注入器（自動注入ポンプ等）で行っている場合（針付き一体型製剤を除く）（C101の加算）*	―
	C152	間歇注入シリンジポンプ加算	*インスリン製剤を間歇的かつ自動的に注入するシリンジポンプを用いる場合（C101の加算）*	―

38

名 称			適応対象の概要 （糖代謝異常にかかわる疾患等を記載）	施設基準等における医師以外の 配置職種／担当者等
	C152-2	*持続血糖測定器加算*	*持続血糖モニタリング機能を搭載した携帯型インスリン注入ポンプを用いる場合（SAP療法）（C101の加算）*	—
	C153	*注入器用注射針加算*	*自己注射を注射針一体型でないディスポーザブル注射器を用いて行う場合（C101の加算）*	—

註1：糖尿病にかかわる医学管理等には，他に（B001・20）糖尿病合併症管理料，（B001・27）糖尿病透析予防指導管理料の高度腎機能障害患者指導加算（eGFR 45mL/min/1.73m^{2}未満），（B001-3）生活習慣病管理料とその加算（血糖自己測定指導加算）があるが，妊産婦への適用可能性は低いと考えられるため，示していない．外来栄養食事指導料（医師の指示により管理栄養士が行う）は本項の趣旨から示していない．
註2：イタリック（斜体）はその算定患者が在宅療養指導料の適応になることを示す．材料加算については各在宅療養指導管理料に付随するためイタリックで示している．
（社会保険研究所：医科点数表の解釈　平成30年4月版．社会保険研究所，2018[4]．をもとに作成．各項目の詳細および点数については本文献[4]参照のこと．）

の医療提供施設外での医療が法制上で在宅医療として認められた際に，さまざまな医療処置や機器を患者が安全に在宅で管理できるように指導する趣旨で設けられた診療報酬で，外来での看護に対するはじめてのものです[5]．

　担当者は，保険収載された当初以降，「保健師又は看護師（訪問看護や外来診療の補助を兼ねることができる）」となっていましたが，平成30（2018）年改定で，「助産師」も含まれるようになりました．担当者に関して特定の研修等の修了は求められていませんが，算定対象の疾患や病態が多岐にわたることから，さまざまな関連学会等の研修修了者が指導にあたっています[6]．

　糖代謝異常の妊産婦でこの在宅療養指導料の対象になるのは，後述の在宅療養指導管理料のなかの在宅自己注射指導管理料あるいは在宅妊娠糖尿病患者指導管理料の算定患者です．

2　（B001・27）糖尿病透析予防指導管理料

　ヘモグロビンA1c 6.5％（NGSP値）以上で，薬物治療を受けているかどうかにかかわりなく，糖尿病腎症2期以降の患者が適応になります．適切な食事，運動，生活習慣等について指導し，各患者の腎症の病期を維持・改善して透析導入を阻止・遅延させ，透析医療費を縮減することがねらいです．医師，看護師または保健師，管理栄養士からなる透析予防診療チームを作り，3職種が同日のうちに指導することで算定されます．後述の在宅療養指導管理料と併算定できます[7]．

　妊娠が許容される条件は腎症2期まで[8]とされています．また，妊婦が中等度以上の糖尿病腎症を合併していると，妊娠中に悪化する例が多いことが指摘されています[9]．計画妊娠についての指導に加え，糖尿病腎症2期以降の妊婦に対しては，助産師は透析予防診療チームと連携して腎症の進展防止に努める必要があります．

3　（B001・29）乳腺炎重症化予防ケア・指導料

　乳腺炎によって母乳育児が困難な者が適応対象です．糖代謝異常そのものにかかわる診療報酬ではありませんが，高血糖状態は，創傷治癒に影響し，創傷による炎症は糖代謝にも影響して悪循環のおそれがあります．乳頭の損傷（nipple damage）を予防・改善することは，乳腺炎のリスクを低減させる可能性があることが指摘されています[10]．また，乳腺炎に関して注意を要する状態の一つとして糖尿病があげられています[11]．

　特に糖代謝異常の産婦に対し，乳腺炎の予防とこの診療報酬の適用による重症化予防のため

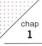
妊娠糖尿病ケアに必要な基礎知識

の働きかけがいっそう充実されることが期待されます．なお，この項目は日本助産学会の活動によって平成30（2018）年に保険収載に至ったものです[12]．

3 ≫ 特掲診療料：在宅療養指導管理料

入院中の患者以外の患者が対象です．さまざまな在宅での医療に関し，「当該指導管理が必要かつ適切であると医師が判断した患者について，患者又は患者の看護にあたる者に対して，当該医師が療養上必要な事項について適正な注意及び指導を行った上で，当該患者の医学管理を十分に行い，かつ，在宅医療の方法，注意点，緊急時の措置に関する指導等を行い，併せて必要かつ十分な量の衛生材料又は保険医療材料を支給した場合に算定する」[13]ものです．平成30（2018）年現在で17大項目およびさまざまな加算（衛生材料又は保険医療材料を提供するもの）があります．それらの在宅療養指導管理料の算定患者は，前述のとおり在宅療養指導料の対象になります．

糖代謝異常の妊産婦に適用される在宅療養指導管理料には，以下があります．

1 （C101）在宅自己注射指導管理料

さまざまな製剤の自己注射を必要とする患者が対象で，製剤にはインスリンも該当します．インスリンを必須とする1型糖尿病の妊産婦は全例に，2型糖尿病の妊産婦と妊娠糖尿病の妊婦では一部（インスリン治療を必要とする場合）に適用されます．自己注射の方法によって3区分されています〔複雑な場合（間歇注入シリンジポンプを用いる場合）／それ以外で注射回数が月27回以下の場合／同，月28回以上の場合，の3区分〕．初回指導から3月以内は，導入初期加算があります．

2 （C101-3）在宅妊娠糖尿病患者指導管理料

妊娠中の糖尿病患者または妊娠糖尿病の患者であって，周産期における合併症の軽減のために，「血糖自己測定値に基づく指導を行うために血糖測定器を現に使用している者に対して，適切な療養指導を行った場合に算定する」となっています[14]．表1-11に算定対象を示しました．

この診療報酬に関しては，次の点に注意する必要があります．まず，診療報酬名では「妊娠糖尿病患者」となっていますが，対象の説明では，上述のように妊娠糖尿病以外に妊娠中の糖尿病患者も含まれていることです．

また，「イ．ハイリスクな妊娠糖尿病である場合」となっており，対象は重症の糖代謝異常であること，後に糖尿病の発症リスクの高い因子がある場合であり，妊娠糖尿病と診断された妊婦すべてではないことです[*1]．

3 （C150〜153）在宅療養指導管理材料加算

上記の在宅療養指導管理料の2項目には，さまざまな材料加算（表1-10）があり，患者が必要とする機器や回数の違いに対応できるように区分されています．

（C150）血糖自己測定器加算[15]は，上記2項目（C101，C101-3）に共通するもので，必要な数の血糖試験紙等が提供されます．

[*1] **妊娠糖尿病の診断**：日本糖尿病・妊娠学会，日本糖尿病学会，日本産科婦人科学会の3学会による妊娠糖尿病の診断基準（chapter1-2　表1-1参照）では，表1-11のイの②に示す3項目のうち，1点以上を満たす場合とされている．

表1-11 （C101-3）在宅妊娠糖尿病患者指導管理料[註1]の算定対象

妊娠中の糖尿病患者又は妊娠糖尿病患者のうち，以下のアまたはイに該当する者

ア 以下のいずれかを満たす糖尿病である場合（妊娠時に診断された明らかな糖尿病）
　①空腹時血糖値が126mg/dL以上
　②HbA1cがJDS値で6.1％以上（NGSP値で6.5％以上）
　③随時血糖値が200mg/dL以上
　　（注）③の場合は，空腹時血糖値又はHbA1cで確認すること.
　④糖尿病網膜症が存在する場合

イ ハイリスクな妊娠糖尿病である場合[註2]
　①HbA1cがJDS値で6.1％未満（NGSP値で6.5％未満）で75gOGTT2時間値が200mg/dL以上
　②75gOGTTを行い，次に掲げる項目に2項目以上該当する場合，又は非妊娠時のBMIが25以上であって，次に掲げる項目に1項目以上該当する場合
　　（イ）空腹時血糖値が92mg/dL以上
　　（ロ）1時間値が180mg/dL以上
　　（ハ）2時間値が153mg/dL以上

註1：社会保険研究所：医科点数表の解釈　平成30年4月版. p.460, 社会保険研究所, 2018. をもとに作成.
註2：平成24（2012）年当初は①のみであった. 平成27（2015）年に3学会（日本糖尿病・妊娠学会，日本糖尿病学会，日本産科婦人科学会）による妊娠糖尿病の定義と診断基準が作成され，平成28（2016）年の改定で②が追加された.

その他（C151〜153）は，自己注射（C101）にかかわる材料加算です．ペン型の注射器，間歇注入のシリンジポンプ，CSII（インスリンの持続皮下注入）などで，患者の状態や選好，自己負担可能な金額によって使い分けられます．

妊娠後にインスリン治療が導入される妊婦の支援にあたっては，前述の在宅自己注射指導管理料の導入初期加算を活用し，材料加算による機器の取り扱いに熟練した看護師（糖尿病看護認定看護師等）と連携して進める必要もあるでしょう．

4》 在宅療養指導料と在宅療養指導管理料の関係

前述のとおり，在宅療養指導管理料を算定している患者は，在宅療養指導料による支援対象になります．在宅療養指導料と在宅療養指導管理料は名称が似通っており，そのため，在宅療養指導料自体および両者の関係が必ずしも正確に理解されているといえず，誤解や混同があり[16]，いまだに続いています．

図1-16にこの2つの項目の関係と，在宅療養指導管理料算定患者に関して看護職の役割を示します．

在宅療養指導料によって，当該在宅療養指導管理料にかかわるさまざまな指導が行われます．その経過のなかで，患者の状態や経過によって当該在宅療養指導管理料や材料加算で提供される器具や衛生材料の種類・数の変更が必要になる場合があります．看護職は，在宅療養指導料を算定する，しないにかかわらず，患者が必要な材料等を入手できているかどうかに注意し，不足や変更の必要がある場合には，主治医に報告して患者が支障なく在宅での医療処置の自己管理が継続できるように支援する必要があります．このことは，在宅医療が適応される糖代謝異常の妊産婦に共通します．

chap 1　妊娠糖尿病ケアに必要な基礎知識

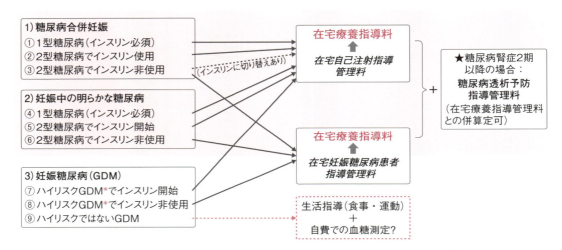

図1-16　在宅療養指導料と在宅療養指導管理料の関係および看護職の役割
＊：他に器具装着患者が算定対象であるが，本図では示していない．

図1-17　糖代謝異常の妊婦に適用される可能性のある特掲診療料（看護職にかかわるもの）
　　：糖尿病，……：可能性のあるもの，……：保険診療外．
＊：在宅妊娠糖尿病患者指導管理料の「ハイリスクな妊娠糖尿病」に該当する場合．

糖代謝異常別の診療報酬と課題

　入院中以外の妊婦は，糖代謝異常の診断別とインスリン治療が行われているかどうかによっていくつかのタイプに分けられます．図1-17に，タイプ別に適用される診療報酬を示します．
　糖代謝異常の種類を問わず，インスリン治療の場合（図1-17の①②④⑤⑦）は，在宅自己注射指導管理料と在宅療養指導料が適用されます．糖尿病合併妊娠および妊娠中の明らかな糖尿病のなかの2型糖尿病とハイリスクな妊娠糖尿病で，インスリンを使わない場合（図1-17の③⑥⑧）は，在宅妊娠糖尿病患者指導管理料と在宅療養指導料の適応になります．
　さらに，糖尿病合併妊娠と妊娠中の明らかな糖尿病で糖尿病腎症が2期以降の場合は，薬物治療中かどうかにかかわらず，糖尿病透析予防指導管理料の適応対象になります．

妊娠糖尿病でハイリスクではない場合（⑨）は，看護職の支援に関しては該当する診療報酬がありません．しかし，この妊婦に対しても血糖コントロールのための適切な食事や運動等の生活行動の調整が必要であり，妊婦健診での対応が重要になります．自費での血糖測定の導入も視野に入れる必要があります．

出産後についても課題があります．糖尿病合併妊娠の場合や，妊娠中の明らかな糖尿病で産後の検査によって糖尿病の診断が確定された場合は，どちらも糖尿病患者として必要な医療が継続されます．しかし，妊娠糖尿病であった場合は，将来，2型糖尿病発症のリスクが高いことが指摘されていますが，ハイリスクであったかどうかにかかわらず，適応となる診療報酬はありません．産後健診でのフォローが重要です．

おわりに─助産師に期待されること

糖代謝異常の妊婦は，妊娠と糖代謝異常という，母体の経過と胎児の発育にかかわる2つの課題を抱えています．このことは計画妊娠かどうかを問わず共通することですが，特に，妊娠によって糖代謝異常が明らかになった妊婦では，はじめて経験する血糖コントロールのためのさまざまな医療処置や生活行動を自己管理していく必要があり，それらに対する戸惑いや不安も大きいと考えられます．

助産師は，これら糖代謝異常の妊婦の支援にあたってきわめて重要な役割を担っています．各施設において関係する多職種と連携を図り，適用可能な診療報酬による行為を含め，妊婦が必要とする支援を提供できるような仕組みを整えるとともに，各診療行為の提供に必要な技術の向上に努めることによって，これらの課題を抱える妊婦の支援がいっそう充実することが期待されます．

▌ 文 献

1) 社会保険研究所：医療法の解説. pp.4-7, 社会保険研究所, 2015.
2) 日本糖尿病学会：糖尿病診療ガイドライン 2016. p.369, 南江堂, 2016.
3) 日本糖尿病・妊娠学会編集：妊婦の糖代謝異常 診療・管理マニュアル 改訂第2版. p.56, メジカルビュー社, 2018.
4) 社会保険研究所：医科点数表の解釈 平成30年4月版. 社会保険研究所, 2018.
5) 数間恵子：The 外来看護─時代を超えて求められる患者支援. pp.14-16, 日本看護協会出版会, 2018.
6) 前掲書5) pp.118-125.
7) 前掲書4) pp.312-313.
8) 前掲書3) p.26.
9) 前掲書3) p.178.
10) Amir LH, Forster DA, Lumley J, et al：A descriptive study of mastitis in Australian breastfeeding women：incidence and determinants. BMC Public Health, 7：62, 2007.
11) 授乳中の乳腺炎が心配な方へ（産婦人科医・IBCLCによる情報提供） 20190221. https://smilehug.exblog.jp/26838128/（2019/3/18アクセス）
12) 井村真澄：「乳腺炎重症化予防ケア・指導料」新設の意義 診療報酬点数化の経緯と概要. 日本助産学会の取り組み. 助産雑誌, 72(11)：830-837, 2018.
13) 前掲書4) p.453.
14) 前掲書4) pp.459-460.
15) 前掲書4) p.475.
16) 前掲書5) pp.45-47.

chapter **2**

妊娠糖尿病妊産婦と
新生児のケア

chapter 2　妊娠糖尿病妊産婦と新生児のケア

1. 妊産婦や育児を取り巻く社会的状況

基礎編

　妊娠糖尿病と診断された妊産婦に対しては，血糖コントロールや食事・運動療法など，妊娠糖尿病特有のケアが必要となりますが，当然のことながら，妊娠糖尿病妊産婦も，正常な妊産婦と同様にさまざまな身体的・精神的変化があり，体調や仕事，将来等に不安を抱えながら妊娠期を過ごしています．
　本稿では，妊娠糖尿病ケアを実践する前にまず理解しておきたい，妊産婦や育児を取り巻く社会的状況について解説します．

未婚の男女の結婚観と理想とするライフコース

　いずれは結婚しようと考えている未婚者の割合は，男性85.7％，女性89.3％と依然として高いものの，希望する結婚年齢は，男性30.4歳，女性28.6歳と，特に90年代以降は女性の上昇が顕著です[1]．この背景には，女性が希望するライフスタイルが変化していることがあげられます．未婚女性が理想とする結婚，出産，子育てと就業との関係は，専業主婦コースが減少し（18.2％），結婚して子どものいる家庭を作りながら仕事も一生続ける両立コースが増加（32.3％），男性がパートナーに望むライフコースも両立コースが急増しています（33.9％）．
　結婚相手に求める条件として考慮・重視することは，「人柄」「家事・育児の能力」「自分の仕事への理解」が上位を占め[1]，学生を対象にした調査でも，「育児休暇をとって積極的に子育てしたい」人の割合は，男子が43.6％，女子が66％とともに増加傾向にあります[2]．未婚の男女にとって，家庭をもち，お互いの仕事への理解のもと，働きながら夫婦で協力して子育てすることの価値が高まってきています．

妊娠・出産・育児と働き方

　実際，共働き世帯は年々増加し，1997年以降は共働き世帯数が専業主婦世帯数を上回り，2017年には，その差は約2倍と拡大しています[3]（図2-1-1）．女性の年齢階級別労働力率は，30歳代に落ち込みがみられるいわゆる「M字カーブ」を描いているものの，そのカーブは浅くなっていることが近年の特徴です[3]（図2-1-2）．しかしながら，依然として就労妊婦の53.1％は妊娠・出産を機に退職しています[4]．また，就労を希望していても求職していない理由をみてみると，「出産・育児のため」（36.6％），「健康上の理由のため」（14.0％）があげられ[3]，これらの要因は女性が働き続けるうえでの大きな壁になっています．少子高齢化による労働力人口減少は，社会経済的に大きな問題であり，女性は最大の潜在力として注目されています．日

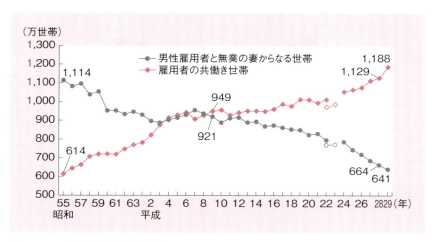

図 2-1-1　共働き世帯数の推移

(備考)
1. 昭和55年から平成13年までは総務庁「労働力調査特別調査」(各年2月．ただし，昭和55年から57年は各年3月，平成14年以降は総務省「労働力調査(詳細集計)」より作成．「労働力調査特別調査」と「労働力調査(詳細集計)」とでは，調査方法，調査月等が相違することから，時系列比較には注意を要する．
2. 「男性雇用者と無業の妻から成る世帯」とは，夫が非農林業雇用者で，妻が非就業者(非労働力人口及び完全失業者)の世帯．
3. 「雇用者の共働き世帯」とは，夫婦共に非農林業雇用者(非正規の職員・従業員を含む)の世帯．
4. 平成22年及び23年の値(白抜き表示)は，岩手県，宮城県及び福島を除く全国の結果．
〔内閣府男女共同参画局：男女共同参画白書　平成30年版．http://www.gender.go.jp/about_danjo/whitepaper/h30/zentai/index.html (2019/7/1 アクセス) より〕

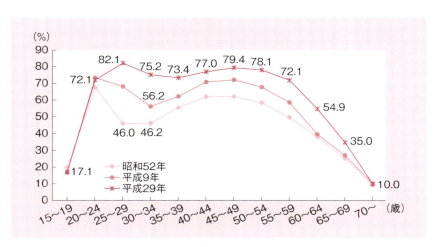

図 2-1-2　女性の年齢階級別労働力の推移

(備考)
1. 総務省「労働力調査(基本集計)」より作成．
2. 労働力率は，「労働力人口(就業者＋完全失業者)」/「15歳以上人口」×100．
〔内閣府男女共同参画局：男女共同参画白書　平成30年版．http://www.gender.go.jp/about_danjo/whitepaper/h30/zentai/index.html (2019/7/1 アクセス) より〕

　本再興戦略(2013年)に掲げられた女性活躍推進では，育児休業給付率アップや，再就職支援，テレワーク推進，待機児童解消加速化などを通して，女性のライフステージに応じた活躍支援や，男女がともに仕事と子育て等を両立できる環境整備がなされてきました．「女性活躍加速

のための重点方針2018」（内閣府男女共同参画局）では，女性が直面しているさまざまな困難を解消し，すべての女性が輝く社会づくりのための具体的な方針が示され，女性が健康で働くための支援が強化されています．

妊娠・出産は，女性がキャリアや働き方，生活を見つめなおすターニングポイントです．臨床の場では，妊婦が自身のワーク・ライフ・バランスについて見通しをもてるよう，妊娠中〜育児期の心身の変化や児の成長発達に関する情報提供や，就労に関連した切迫早産予防や不快症状緩和等のセルフケア支援が重要になってきています．

出産年齢の上昇──高年妊産婦の健康リスクと悩み──

2017年の年間出生数は94万6,065人，合計特殊出生率は1.43と，いずれも前年より低下し，よりいっそう少子化が進んでいます．また，晩婚化に伴い出産年齢が上昇する傾向が続いており（図2-1-3），女性の平均初婚年齢は29.4歳，第1子の平均出産年齢は30.7歳となっています．なかでも35歳以上の高年産婦の割合は28.6％と20年前の約3倍であり[5]，高年妊産婦の健康リスクや悩みに応じた医療やケアを提供することが求められています．

では，年齢と関係があるリスクとしてはどのようなものがあるのでしょうか．その一つが不妊です．不妊に悩む夫婦の数は年増加し，夫婦の3組に1組が不妊の心配をしたことがあり，5〜6組に1組が不妊の検査や治療を経験しています[1]．生殖補助医療の進化や，不妊治療費

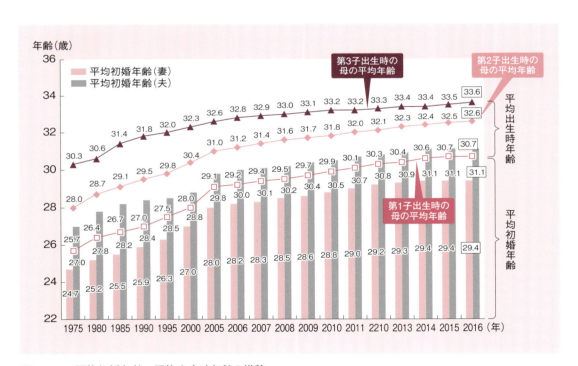

図2-1-3　平均初婚年齢・平均出生時年齢の推移

〔内閣府：平成30年版　少子化社会対策白書．https://www8.cao.go.jp/shoushi/shoushika/whitepaper/measures/w-2018/30pdfhonpen/30honpen.html，厚生労働省：平成29年（2017）人口動態統計（確定数）の概況．https://www.mhlw.go.jp/toukei/saikin/hw/jinkou/kakutei17/index.html（2019/7/1アクセス）より〕

の一部を公費負担する制度が認知されてきたことにより，2016（平成28）年度には18人に1人の赤ちゃんが体外受精で生まれています．しかしその治療は，身体的・精神的・経済的な負担が大きく，仕事との両立ができず離職のきっかけになることもあり，「いつ終わるのか」を明らかにすることが困難である特徴があります．また，妊娠した場合でも，女性の年齢が上がると生産分娩率が下がる傾向がみられ（図2-1-4），精神的ケアが重要になってきます．

次に，胎児染色体異常です．母の年齢にかかわらず，児が何らかの先天異常をもって生まれてくる確率は3〜5％ですが，そのうち，21トリソミー，18トリソミー，13トリソミー等の一部の染色体異常については，高年妊娠との関連が報告されています．出生前診断の実施件数は，10年前に比べ2.3倍に急増しています[6]．検査は多様な種類があり，確定診断に至るまでのプロセスが異なります．また，結果が陽性だった場合，出産か人工妊娠中絶かという苦しい選択を，人工妊娠中絶が可能な時期までの限られた時間で迫られることになります．妊婦およびパートナーは，検査の前にカウンセリングを受け，結果をもとにどのような決断をするつもりなのか十分話し合ったうえで検査を受ける必要があります．臨床の場では，出生前診断を受けるか否かについて悩む妊婦とパートナーに対して，正しい情報提供を行い，倫理的意思決定を支えるケアの重要性が増しています．

加えて，妊婦自身に起こる合併症です．高年妊娠では，妊娠していなくても発症する子宮筋腫などの偶発合併症や，妊娠糖尿病や妊娠高血圧腎症，前置胎盤などの妊娠合併症が増加し，分娩時には，分娩誘発や陣痛促進などの医療的介入の増加，さらには，周産期死亡率や妊産婦死亡率が増加することなどがわかっています．しかし，これらのリスクを理解している妊婦は多くありません．よって，臨床ケアのなかでは，妊婦がリスクに関する知識を得て，自身の体調に気づき，リスクを軽減するような保健行動を生活に取り入れ継続していけるようセルフケアを促していくことが重要です．

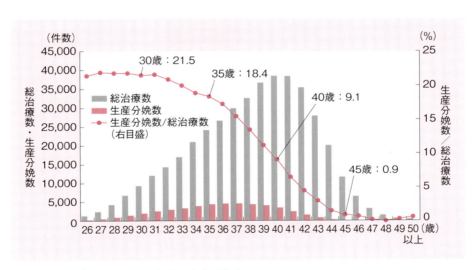

図2-1-4　体外受精における年齢と生産分娩率
〔日本産科婦人科学会：ARTデータブック．2015．／内閣府男女共同参画局：男女共同参画白書　平成30年版．http://www.gender.go.jp/about_danjo/whitepaper/h30/zentai/index.html（2019/7/1アクセス）より〕

産前産後のメンタルヘルス

現在，妊産婦のメンタルヘルスの問題への対応は喫緊の課題となっています．本邦における周産期自殺の実態はほとんど知られていませんでしたが，都内の異常死調査により，妊娠中〜産後1年未満の女性の自殺者数が産科異常による死亡者数の2倍以上であったという衝撃の報告がなされました[7]．その後行われた全国調査でも，妊娠中〜産後1年の女性の死因のなかで，自殺が全体の3割を占める最多の死因であることが明らかになり，自殺の要因として，経済的な困窮や高齢出産，産後うつなど心の問題のかかわりが指摘されています[8]．2017（平成29）年からは，産婦健康診査事業[*1]が導入され，産後2週間の精神的不調の有無を確認し，産後うつを予防する取り組みがなされています．また，母親の精神的不調が子どもの成長・発達にも重大な影響を及ぼす可能性があることがわかってきており，養育困難や児童虐待が予想され

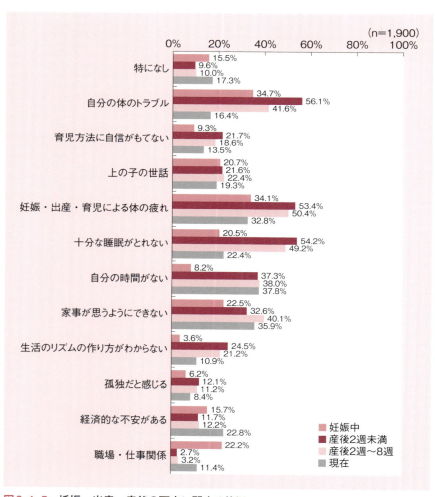

図2-1-5　妊娠・出産・産後の不安に関する状況
〔三菱UFJリサーチ＆コンサルティング「妊産婦に対するメンタルヘルスケアのための保健・医療の連携体制に関する調査研究報告書（平成29年度子ども・子育て支援推進調査研究事業）」，平成30（2018）年3月．https://www.murc.jp/uploads/2018/04/koukai_180420_c1.pdf（2019/7/1アクセス）より〕

る場合は，妊娠中から特定妊婦[*2]として関連機関との連携のもとフォローします．

現代の子育て ——孤立化と負担感——

　妊娠，出産，産後の期間に不安や負担を抱えている女性は8～9割と大半で，妊娠中よりも産後2週間～2か月にかけて負担や不安を感じる割合が増加しています．不安の内容は，「自分の体のトラブル」「妊娠・出産・育児による体の疲れ」「十分な睡眠がとれない」「家事が思うようにできない」などで[9]（図2-1-5），特に産後2週間では，母乳不足や母乳をうまくあげられないことに関する悩みが多く[10]，この子の母として役割を果たせていないと思い込み，精神的に追い込まれるケースもあります．また，3人に1人は「社会から隔絶され，自分が孤立しているように感じる」[11]，「子育ての悩みを相談できる人がいない」[12]と感じており，地域のつながりの希薄化や，長時間労働等により父親の育児参加が十分得られないなか，孤立した子育ての負担感が大きくなっています．
　ここで，家庭内での夫婦の家事・育児関連時間をみてみると（図2-1-6），夫の家事・育児

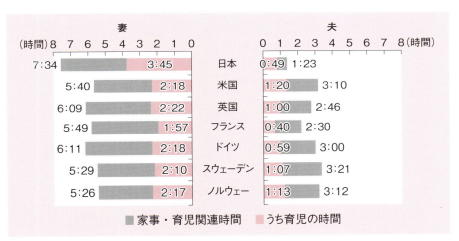

図2-1-6　6歳未満の子どもをもつ夫婦の家事・育児関連時間
（備考）
1. 総務省「社会生活基本調査」（平成28年），Bureau of Labor Statistics of the U.S. "American Time Use Survey"（2016）およびEurostat "How Europeans Spend Their Time Everyday Life of Women and Men"（2004）より作成．
2. 日本の値は，「夫婦と子供の世帯」に限定した夫と妻の1日当たりの「家事」，「介護・看護」，「育児」及び「買い物」の合計時間（週全体平均）．
〔内閣府男女共同参画局：男女共同参画白書　平成30年版．http://www.gender.go.jp/about_danjo/whitepaper/h30/zentai/index.html（2019/7/1アクセス）より〕

[*1] **産婦健康診査事業**：産後うつの予防や新生児への虐待予防等を図る観点から，産後2週間，産後1か月など出産後間もない時期の産婦に対して行われる健康診査（母体の身体的機能の回復や授乳状況および精神状態の把握等）．産後ケアを実施している一部の自治体で費用を助成．産後の初期段階における母子に対する支援を強化し，妊娠期から子育て期にわたる切れ目のない支援体制を整備する〔2017（平成29）年度創設〕．

[*2] **特定妊婦**：出産後の養育について出産前において支援を行うことが特に必要と認められる妊婦（児童福祉法第6条の3　第5項）．妊娠中から家庭環境におけるハイリスク要因を特定できる妊婦であり，具体的には不安定な就労等収入基盤が安定しないことや，家族構成が複雑，親の知的・精神障害などで育児困難が予想される場合で，妊娠届が未提出であったり妊婦健康診査が未受診であったりする場合がある．

関連に費やす時間（1日あたり）が1時間23分であるのに対して，妻は7時間34分と長く，他の先進国と比較しても夫婦間の不均衡が顕著で，妻の負担が大きい実態が明らかです[3]．また，サポートに注目すると，子どもが3歳になるまでに夫婦どちらかの母親（子どもの祖母）から子育ての手助けを受けた割合は約半数，子育て支援制度・施設を利用した割合は約8割となっています[1]．ワンオペ育児[*3]を容認するのではなく，妊娠～育児期の女性の睡眠が確保され，疲労が蓄積しないよう，それぞれの家庭の事情に応じて外部支援も得ながら家事育児の分担をマネジメントしていくこと，つながりを感じられる子育て環境があることは，妊娠中～子育て期の女性の不安や負担を軽減し，心身の健康を保つ鍵となるといえます．

＊3　ワンオペ育児：何らかの理由で1人で仕事，家事，育児のすべてをこなさなければならない状態を指す．母親1人を指す場合がほとんどである．

▋文　献

1) 国立社会保障・人口問題研究所：平成27（2015）年に実施した「第15回出生動向基本調査（結婚と出産に関する全国調査）現代日本の結婚と出産：第15回出生動向基本調査（独身者調査ならびに夫婦調査）報告書．2017年3月31日．http://www.ipss.go.jp/ps-doukou/j/doukou15/doukou15_gaiyo.asp（2019/7/1アクセス）

2) 2020年卒マイナビ大学生のライフスタイル調査．https://saponet.mynavi.jp/release/student/life/mynavilifestyle2020/（2019/7/1アクセス）

3) 内閣府男女共同参画局：男女共同参画白書　平成30年版．http://www.gender.go.jp/about_danjo/whitepaper/h30/zentai/index.html（2019/7/1アクセス）

4) 厚生労働省：平成29年版厚生労働白書―社会保障と経済成長―．https://www.mhlw.go.jp/wp/hakusyo/kousei/17/index.html（2019/7/1アクセス）

5) 厚生労働省：平成29年（2017）人口動態統計（確定数）の概況．https://www.mhlw.go.jp/toukei/saikin/hw/jinkou/kakutei17/index.html（2019/7/1アクセス）

6) 佐々木愛子，左合治彦：日本における出生前検査の現状．日本遺伝カウンセリング学会誌，39（3）：97-101，2018．

7) 竹田　省：妊産婦死亡“ゼロ”への挑戦（特別講演1 公益社団法人日本産科婦人科学会第68回学術講演会）．日本産科婦人科学会雑誌，68（2）：345-346，2016．

8) 日本産婦人科医会第123回記者懇談会（H30.9.12）わが国の妊産婦死亡の現状について http://www.jaog.or.jp/about/conference/123_20180912/（2019/7/1アクセス）

9) 三菱UFJリサーチ＆コンサルティング「妊産婦に対するメンタルヘルスケアのための保健・医療の連携体制に関する調査研究報告書（平成29年度子ども・子育て支援推進調査研究事業）」．平成30（2018）年3月．https://www.murc.jp/uploads/2018/04/koukai_180420_c1.pdf（2019/7/1アクセス）

10) 西巻　滋：よりよい2週間健診のために―母親の期待に応える（特集 知っておきたい，新生児・乳児のこと：病気の不安から母乳育児の疑問まで）．助産雑誌，68（8）：694-699，2014．

11) 財団法人子ども未来財団：子育て中の親の外出時等に関するアンケート調査（2011年1月）．

12) 三菱UFJリサーチ＆コンサルティング：子育て支援策等に関する調査．2014．

chapter 2 　妊娠糖尿病妊産婦と新生児のケア

基礎編

2. 妊産婦の生活環境と情緒的変化を理解した支援の重要性

妊産婦の生活行動改善に向けた支援

1 » 妊娠期を生活行動改善の好機ととらえる

　　結婚観や家族観が多様化している今，女性のライフスタイルも大きく変化してきています．妊娠経過への影響が考えられるライフスタイルとしては，食生活，就労の有無，就労が女性の生活にどのように影響しているか，夜型の生活かどうかなどがあります．また，妊娠生活と食生活は，あらためて述べるまでもなく母体の健康と胎児の健康の源となることから，妊娠中の健康問題と密接に関係します．

　　食事，睡眠，排泄，休養，活動は，人としての基本的な生活の営みであり，これらが充足されないと健康が障害され，健康が障害されるとこれらが満たされないという表裏の関係にあります．これらの基本的な行動は日々の積み重ねによって形作られるものであり，生活において本来重視されるべきものです．とりわけ妊婦にとっては，母体と胎児の健康にかかわる重要な要素となります．しかし，これほど重要なことであるにもかかわらず，無意識に習慣化されていくものであるがゆえに軽視されやすい側面もあります．

　　妊娠期は，生活を見直し，健康教育を行う好機であり，助産師は妊婦が基本的な生活行動の改善・調整を図ることができるよう支援する役割を担っています．

2 » 食生活改善に向けた支援

　　母子の健康問題に影響を及ぼす妊娠中の食生活としては，食生活が極端に偏っている，食事の回数が少ない，食事の必要量が過少あるいは過多であることなどがあげられます．炭水化物は脳や神経系に対する唯一の重要なエネルギー源であり，妊娠中の食事にも欠かせません．また，妊娠中に炭水化物を制限すると，脂肪をエネルギーに換えてしまうことからケトン体の産生を招き，ケトン体が母子の健康に影響を与えます．助産師は妊婦がコメ類を食べないことを習慣にしていないか，ダイエット経験がないか（ダイエット経験のある妊婦は妊娠中に炭水化物を食べない選択をする場合が多いため）などを確認し，食生活改善に向けた支援を行うことが必要です．

3 » マイナートラブルへの対応

　　妊娠の生理的な経過に伴ってマイナートラブルが出現し，睡眠不足や便秘等の不快症状を引き起こすことがあります．不適切な食生活や休養，活動等の生活習慣が影響を及ぼしている場合もあるため，日常生活の調整に関するケアを丁寧に行い，不快症状の緩和を目指します．

また，妊娠期の冷えは，妊娠中の異常状態や分娩に影響を及ぼすことが知られています．冷えを防止するケアの提供やセルフケア方法の指導も助産師の重要な役割です．ケアによって不調や不快感が改善し，心地良い感覚を妊婦自身が体感することが，望ましい保健医療行動への変容へとつながります．

4 》》 社会的，心理的，経済的な課題を抱える妊婦への支援

妊娠初期から陣痛発来まで，妊婦健康診査(以下，妊婦健診)を受診しないまま分娩に至る妊婦が社会問題になっています．皆さんも，妊娠中期以降にはじめて妊婦健診を受診され，十分な健康教育やケアを提供できない例，妊娠前の生活が妊娠中の生活に影響を及ぼしており改善が困難な例などを経験したことがあるのではないでしょうか．

妊婦の生活が母子の健康に明らかな影響を及ぼすほど問題が顕在化している場合は，若年妊婦である，婚姻関係にない時期の妊娠である，妊婦健診を適切に受けていないなど，妊婦やそのパートナーが社会的，心理的，経済的な課題を抱えていることが少なくなく，日常生活の改善も容易ではありません．しかし，生活の改善が困難な状況であっても，関係職種のかかわりによって少しでも良い状態に近づけていくためのケアが必要です．

具体的には，妊婦のどのようなライフスタイル，生活状況，生活行動が妊娠経過に影響しているのかを助産師がアセスメントし，妊婦とともに改善のための工夫を考え，妊婦自身が改善に向けて取り組めるよう支援します．妊婦健診を受けている施設や地域が開催している両親学級，母親学級などのマタニティクラスの受講を勧め，生活改善のヒントを主体的に得ることができるよう支援し，関係づくりの糸口を得るための橋渡し役を担います．

また，妊婦健診時に妊婦相談に応じ，調整を行い，必要時には栄養士や医療ソーシャルワーカーなどにも協力を依頼し生活改善の工夫を行います．また，必要であれば市町村保健師や地域で活動している助産師などに妊婦や夫，パートナー等の同意を得て連絡し，地域連携による支援を行うなど，チームで妊婦を支えていきます．

5 》》 夫(パートナー)や家族への支援

妊娠中の母子の健康問題には，妊娠が順調に経過せず妊娠中に母体の健康が損なわれ，そのことが胎児へ影響する場合や，胎児の異常などが母体に影響する場合などがあります．原因としては前者が多く，妊娠に伴って生じる健康問題としては，妊娠高血圧症候群，妊娠糖尿病(gestational diabetes mellitus；GDM)などの疾病はもとより，嗜好による母子への健康への影響やマイナートラブルの助長が健康問題を引き起こしているケースも少なくありません．さらに，ともに生活する家族との関係等の家庭環境，就労妊婦であれば職場環境など，妊婦を取り巻く生活環境も健康問題に大きく影響します．

母子の健康問題をもつ妊婦とその家族へのケアにおいては，これまで述べてきた妊婦へのかかわりや妊婦自身のセルフケアのみならず，夫や家族への支援も必要です．家族が母子の健康問題を共有し，その健康問題を解決するための役割期待に応えることができるように，助産師も支援を行います．特に，母子の健康問題が複雑で，長期にわたる場合，その問題は妊婦の心身のみならず，家族にも影響を及ぼします．母子の健康問題が解決できない時，児は多くの場

合，治療室への入院が必要となるため，児の状態をふまえて妊産婦と家族のケアを展開していくことが求められます．

母子の健康問題をもつ妊婦と家族のケアにおいては，妊婦が家族をどのようにとらえているか，あるいは家族が妊婦をどのようにとらえているかによって，ケアの方法が異なります．たとえば，妊婦が夫や家族を「頼りになる重要な存在」「何かあった時に相談できる大切な存在」と認識している場合は，夫や家族への教育・支援によって，妊娠が順調に経過するようともに妊婦をサポートする役割を期待できます．一方，妊婦が夫や家族に対して遠慮をしていたり，妊娠経過が順調でないことを負い目に感じていたり，何でも自力で解決しなければならないという考えが先行していたりする場合は，夫や家族に妊婦のサポートを期待することは難しいかもしれません．

また，夫や家族が妊娠をどのようにとらえているかによっても，支援の方向性が異なってきます．夫や家族が「妊娠は生理的なもので，順調に経過するのが当たり前」「誰もが経験するもので特別なことではない」と考えていると，母子の健康問題そのものを受け入れることが難しい場合があります．助産師は，このような双方の考え方，互いの存在の位置づけを理解したうえで，夫や家族をどのような対象としてとらえるかを考えなくてはなりません．

家族をどのようにとらえるかには2つの考え方があります．一つは家族を背景としてとらえる考え方であり，まず妊婦のことを考え，その妊婦の背景に家族が存在するという二次的な考え方です．もう一つは家族を全体としてとらえる考え方で，家族員の一人である個人を対象とするのではなく，家族全体を一つの単位としてとらえるものです．

背景として家族をとらえる場合，夫や家族は，妊婦のサポート役，支援者としての役割を期待されます．家族を全体としてみた場合は，母子の健康問題をもつ妊婦とその家族という関係にあり，夫や家族もケアの対象としてとらえます．母子の健康問題をもつ妊婦と家族へのケアは，先に述べたように夫や家族が妊娠をどのようにとらえているかも考慮する必要があるため，家族を全体としてとらえ，家族形成支援を行うことが求められます．

妊娠中に母子の健康問題が顕在化した場合，妊婦は入院治療を要したり，帝王切開分娩になることもあります．新生児も治療室への入院が必要となり，分娩直後からの母子同室が難しくなります．このような状況が想定される場合は特に，全体としての家族看護を妊娠中から展開していくことが必要です．

合併症をもつ妊婦の心身の変化と合併症への対応

表2-1-1に合併症をもつ妊婦の妊娠各期の心身の変化と治療方針の一例を示します．特に妊娠初期は正常な妊婦であっても不安になりやすく，自信を失いかける時期であり，合併症をもつ妊婦や妊娠を契機に合併症と診断された妊婦は，さらに大きな不安を抱えることとなります．看護者は夫や家族とともに妊婦を支援しますが，合併症をもつ妊婦は合併症のコントロールに一喜一憂し，翻弄されやすいものです．合併症のコントロールのためのケアを行いつつ，妊娠した喜びを引き出し，胎児にも意識を向けられるような働きかけが大切です．

また，合併症をもつ女性は妊娠や分娩がゴールになってしまうことがあり，妊娠中の生活に

chap 2 妊娠糖尿病妊産婦と新生児のケア

表2-1-1 合併症をもつ妊婦の妊娠各期の変化と合併症への対応の一例

	妊娠初期	妊娠中期	妊娠後期
身体的変化	悪阻など	胎動の自覚とともに安定してくる	・分娩様式の検討が必要になってくる ・合併症の状態が良好であれば普通分娩が可能であるが，合併症の状態によっては帝王切開分娩になることがある
情緒的変化	・喜びの感情と不安な感情が入り混じっているアンビバレントな状態 ・夫や家族の存在が欠かせない	合併症のコントロールができていると，安定した気持ちと自信に満ちた気持ちが出てくる	不安な要素が高まってくる
薬物療法	・多くの場合，投与量は非妊時と変わらないか，少し増えることがある ・薬物療法のうち，胎盤通過が考えられる場合は経口剤から注射剤に変更になることがある	妊娠に伴う生理的な変化を考慮して，投与量や治療回数が増えることがある	胎盤ホルモンが薬物療法に影響している場合，妊娠後期になると胎盤ホルモンの影響が少なくなるので，投与量が減少することが多い
運動療法	非妊時と変わらない	身体の状況によって変化するが，多くの場合推奨される	身体負荷がかからない程度の運動が推奨される
食事療法	身体の変化に合わせて調整する	妊娠中の食事療法をふまえ，合併症の特徴に合わせた食事療法を行う	妊娠経過と合併症の状態をふまえた食事療法を行っていく

食事療法の内容や治療方針は合併症の病態によって異なる．たとえば，透析を行っている女性が妊娠した場合等は本表に示した内容は当てはまらず，通常の妊婦と慢性高血圧をもつ妊婦でも適切な食事療法は異なる．

対して無気力になってしまったり，分娩後に「こんなはずではなかった」「この子のために自分はとても大変な思いをした」と吐露する女性も少なくありません．妊産婦がこのような状態に陥ることなく育児を楽しみながら行うためには，妊娠中から母子の愛着形成に向けた支援を行うことが重要です．具体的には，妊婦健診の時間を活用して妊婦が妊娠中の「今」をどのようにとらえているのか話し合い，母子の愛着形成を強化するようなかかわりが求められます．

　合併症をもつ妊婦やハイリスク妊婦のなかには，妊娠はもちろんのこと，結婚もかなわないのではないかと思いながら，それまでの生活を送ってきている女性もおり，結婚や妊娠などのライフイベントに向き合うたびに緊張したり，合併症と向き合い，対処を余儀なくされたりする場面を多く経験しています．しかし，このような経験から獲得されていたアドヒアランス行動が，妊娠期にコンプライアンス行動へと変化することがあります．これは退行しているのではなく，妊娠期特有の依存を求めている時期であると理解することが必要です．この依存の段階を経て出産後の育児に向き合うことができるようになることを理解したうえで助産師はケアを行います．

　合併症のある妊婦等のハイリスク妊婦へのかかわりでは困難な場面に遭遇することも少なくありませんが，妊婦とともに妊娠経過をたどる姿勢で臨むことが求められます．妊娠各期の特徴をふまえ，各期を経た段階で，それまでの療養行動を振り返り，次の段階に必要な療養行動を示しながら，ケアを継続していきます．

妊娠期の情緒的変化への理解と対応

図2-1-7に，妊娠期の基本的な心理的過程と妊娠中の出来事との関係を示します[1]．待ちに待った妊娠の場合でも，妊娠がわかった早期の段階では，妊婦は自分自身のことがとても気がかりであり，それは自己愛の曲線で表されます．胎動を自覚すると，胎児の存在に関心を向けることができ，妊娠経過とともにそれは強くなり，妊娠後期になると自己愛よりも対象愛が大きくなり，分娩とともに対象愛はピークとなります．

待望の妊娠である場合は，妊娠を否定的にとらえることはなく，葛藤の再調整は比較的平坦です．一方，予期せぬ妊娠であった場合や，妊娠の経過とともに合併症が顕在化してきた場合，自己愛が高まる妊娠週数の時期には特に葛藤の再調整が必要になります．分娩間近になると，自己愛や葛藤の再調整よりも，早く産みたい気持ちがまさります．

妊娠期の感情の変化を図2-1-8に示します[2]．妊娠初期は喜びの感情よりも不安な感情がまさり，アンビバレントな感情をもち，外的刺激に敏感に反応し他人に依存しやすい傾向があります．妊娠中期は「心の安定期」ともいわれるように，胎動の自覚とともに喜びの感情が上回ってきます．妊娠後期は喜びの感情が優位な状態が陣痛開始間近まで続きますが，マイナートラブルの発生やボディイメージの変化，出産に対する不安などが増大する時期でもあります．分娩期を迎えると不安な感情が優位となります．

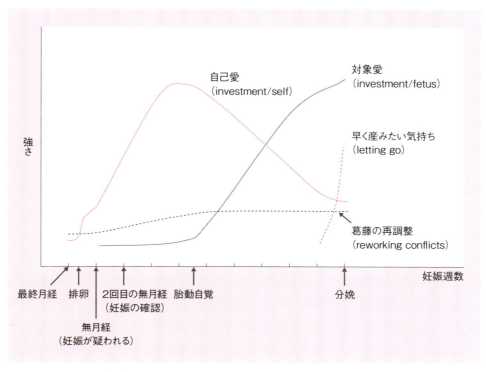

図2-1-7　妊娠期の基本的な心理的過程と妊娠中の出来事との関係
〔竹内　徹：周産期の母性・父性．特集「結婚の情景：あなたはなぜ結婚しますか？」(依田　明編)．現代のエスプリ，234：131，1987．より引用〕

chap 2 妊娠糖尿病妊産婦と新生児のケア

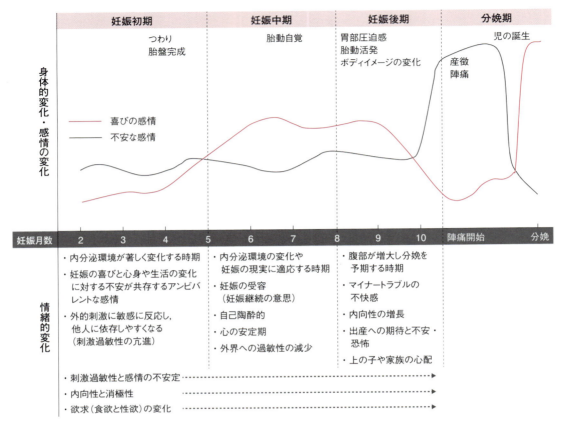

図2-1-8　妊娠期の感情の変化
〔我部山キヨ子：妊婦の意識の変化―母性意識の確立―．ペリネイタルケア，13（1）：37，1994．を参考に筆者作成〕

　妊娠各期の一般的な感情の変化のなかで，さらにGDMのような妊婦にとって予期せぬ出来事が起きると，感情の変化もより複雑なものとなります．妊娠各期のどの時期にGDMと診断されたか，インスリン療法が必要になったかによって妊婦の受け止め方も反応も異なります．また，一般的な感情の変化から逸脱した，さまざまな感情が表出されることも考慮した対応が求められます．

　たとえば，妊娠初期からインスリン療法を導入することになると，「この妊娠はなかったことにしたい」と述べる妊婦，やむをえないからと手技を一所懸命に覚えようとする妊婦，やり場のない怒りから寡黙になる妊婦など，対処の仕方は異なりますが，さまざまな不安を表出されます．胎動を感じ始め，喜びの感情や対象愛が強くなってきた妊娠中期以降にGDMと診断され，食事療法などが開始されると，胎児への自責の念が高まり，「元気に生んであげられなかったらどうしよう」と不安を吐露する妊婦もいれば，「こんなはずじゃなかった．私だけがなぜ」と戸惑う妊婦もいます．妊娠後期になってインスリン療法が導入されると，「注射をするくらいなら帝王切開で早く生みたい．私の子宮よりも保育器のほうがいいと思う」と話す妊婦もいます．

　妊婦が発するこれらの言葉は，妊婦が積極的に発したものではなく，いつもとなんとなく違

う妊婦の状態に気づいた助産師のさりげない言葉かけによって，妊婦が思いを表出できる機会を意図的にもったからこそ得られる言葉です．このような助産師の支援がおろそかになっていると，GDM妊婦は不安な思いを抱えながらひたすら努力することとなり，分娩とともに「終わったような感覚」になり，母子の愛着形成や育児への移行が困難になりかねません．

多くの妊婦に接し，多重課題と時間に迫られるなか，常に優先順位を決めながら業務をしなければならない状態では，妊婦の様子を細やかに観察し適時に対応することは容易ではありませんが，助産外来等で意図的に対話の機会をもつよう心がけたいものです．

妊娠糖尿病妊産婦の気持ちの揺らぎを理解して寄り添う

GDMは今や珍しい疾患ではなく，全妊婦の約10％が何らかの糖代謝異常を合併しています．GDMと診断された妊婦には，GDM妊婦の多くは適切な食事療法を行い，活動量を増やすことによって分娩に至ることを事前に説明し，インスリン療法が導入される場合も，GDMが悪化しているのではなく，不足しているインスリンを注射で補うものであることを説明しておくことが大切です．GDMの診断を受けた後の最初の面談で妊娠後期までの経過を説明し，各期の気持ちの変化についてもふれ，その都度の対応が可能であることを共有する予期的指導が求められます．

GDM妊婦では血糖コントロールばかりに目がいきがちですが，妊婦は妊娠各期でクリアすべき課題があります．胎動を感じ，妊娠期から愛着形成を促進し，分娩の準備をして育児に備える．このような課題に対して，助産師は妊婦が喜びの感情を最大限表現できるようにケアを行うことが必要です．そして分娩後には，妊娠中の努力を称え，母乳育児を支援します．バースレビューに時間をかけ，妊娠中の母親の努力を再度称賛することが，その後の育児へのスムースな移行につながっていきます．

GDM妊産婦のケアを行う助産師，看護師には，本稿で述べた妊婦の情緒的変化やGDMと診断された妊婦の気持ちの揺らぎを理解し，血糖コントロールのみに偏らないケアが求められています．

■文 献

1) 竹内　徹：周産期の母性・父性．特集「結婚の情景：あなたはなぜ結婚しますか？」(依田　明編)．現代のエスプリ，234：131，1987．

2) 我部山キヨ子：妊婦の意識の変化―母性意識の確立―．ペリネイタルケア，13 (1)：37，1994．

3) 村松功雄：母性の精神衛生―妊産婦の生活と心理―．東出版，1969．

chapter 2 　妊娠糖尿病妊産婦と新生児のケア

3. 糖代謝異常妊産婦への食生活支援における基本的な考え方

1 基礎編

　何もかもが手軽になり，24時間眠らない街に暮らす現代の妊婦にとって，食に関する誘惑や適切な生活習慣の維持を妨げるものは多く，糖代謝異常を指摘されていなくとも，食生活を含む生活習慣に課題をもつ妊婦は少なくありません．「新しい生命の誕生」を大きな糧としてこのような誘惑を退け，食事，排泄，睡眠，休養，活動等の日常生活に気を配り，母体の健康と胎児の健康を維持できるように，助産師は妊娠中の食事療法を支援する必要があります．
　本稿では，妊娠中および産後の食事療法，食生活支援において理解しておくべき知識と基本的な考え方を整理します．

妊娠中の食事療法

1 》目的

　妊娠糖尿病（gestational diabetes mellitus；GDM）と診断された妊婦は，いうまでもなく食生活を整えることが重要です．妊娠中の食事療法の目的は以下のとおりです．

- 母体の血糖を正常化させる
- 妊娠中の体重増加を適正にする
- 胎児の発育に必要なエネルギーを付加し必要な栄養素を配分する
- 母体空腹時の飢餓によるケトーシスを予防する
- 授乳に必要なエネルギーを確保する

　妊娠中の体重増加は，母体の健康や胎児の発育，分娩時のエネルギー確保，授乳期のエネルギー確保に必要ですが，太りすぎ・痩せすぎにならないよう適切な体重管理を行うことが必要です．日本では，出生児の体重が2,500g以下の児が全出生数の10％を上回るのではないかとさえいわれており，妊娠中の体重増加に対する指導の在り方や，妊婦自身の妊娠中の体重管理に対する考え方の偏りが指摘されています．巨大児や低出生体重児にならないようにするためにも，適正な食事調整による体重管理が求められます．

2 》妊娠中のエネルギー必要量

　妊娠中は，胎児に必要な栄養が確保され，母体が妊娠高血圧症候群や糖代謝異常にならないようにできるだけ規則正しく食事を摂取し，必要以上のエネルギーを摂取しないように塩分や糖分の摂取量に注意してバランスの良い食事を心がけます．適切な食事とともに，休養と活動，そして十分な睡眠が必要であることはいうまでもありません．
　1日の推定エネルギー必要量（kcal/日）は身体活動レベル別（低い・ふつう・高い）で示され[1]，

表2-1-2 妊婦・授乳婦が1日に必要な推定エネルギーに付加してよいエネルギー量

妊娠期	エネルギー（kcal/日）
妊娠初期（16週未満）	50
妊娠中期（16～28週未満）	250
妊娠後期（28週以降）	450
授乳期	350

〔厚生労働省：日本人の食事摂取基準（2015 年版）の概要.
https://www.mhlw.go.jp/file/04-Houdouhappyou-
10904750-Kenkoukyoku-Gantaisakukenkouzoushin
ka/0000041955.pdf（2019/8/21 アクセス）より引用〕

表2-1-3 妊娠中の推奨体重増加量

体格区分（非妊娠時）	妊娠全期間を通しての推奨体重増加量	妊娠中期から後期の1週間あたりの推奨体重増加量
低体重（BMI 18.5未満）	9～12kg	0.3～0.5kg/週
ふつう（BMI 18.5以上25.0未満）	7～12kg	0.3～0.5kg/週
肥　満（BMI 25.0以上）	個別に対応	個別に対応

〔厚生労働省「健やか親子21」推進検討会：妊産婦のための食生活指針 —「健やか親子21」推進検討会報告書—（平成18年2月）.より引用〕

出産年齢にある女性の1日の推定エネルギー量は，おおよそ2,000kcal前後です．妊婦では，適切な栄養状態を維持して正常な分娩をするため，この推定エネルギー量に加えて摂取すべきエネルギー量の妊娠期別の付加量が示されています（**表2-1-2**）．

3≫ 妊娠中の推奨体重増加量

妊娠中の推奨体重増加量はBMIを基準として目安が設定されています（**表2-1-3**）．家族歴・既往歴がない，血圧が安定しており尿たんぱくの検出や浮腫もみられない，週あたりの体重増加が0.5kg以下であるなど，順調に経過していれば，BMIが18.5未満でも，18.5以上25.0未満でも，妊娠全期間を通して12kgまでの体重増加が推奨されています[2]．

食生活に関する情報収集とアセスメントの重要性

1≫ 情報収集

食行動は長年積み重ねられてできた生活習慣と密接に関係するため，妊娠したからといってすぐに望ましい食生活へと行動変容することは難しいでしょう．それでも，妊娠中は胎児の存在が強い動機づけとなり，また，妊娠期という限られた期間での取り組みとの考えから，食生活の調整に向けた支援は比較的容易といえます．

食生活支援を行う際には，妊婦自身の食行動や食行動に関係する事柄をふまえて情報を収集します（**表2-1-4**）．その際には，なぜその情報が必要なのかを収集をする側が理解しておくことが重要です．その情報を収集する意図を妊婦に説明しながら情報収集を行うことによって，妊婦自身の行動変容に必要な知識の獲得支援にもつながります．

表2-1-4 食生活に関する情報収集の内容とその情報を得る意図

情報：規則正しく3回食べられているか	
意図：必要な栄養を過不足なく摂取できているかどうかが大切．生活のなかで活動量と食事量・食事時間のバランスがとれていれば，インスリン必要量は最小限でまかなえる．睡眠直前の食事は睡眠中も高血糖を持続させ，早朝空腹時血糖も高くなり1日中高血糖になってしまう	
情報：早食いや満腹になるまで食べる習慣はないか	
意図：満腹中枢を刺激するためには，食事に20分程度かけてよく噛んで食べる必要がある．エネルギー摂取過剰は高血糖を招く	
情報：食物繊維を毎食摂っているか	
意図：食物繊維は野菜や豆類，海藻，きのこ類に含まれる．糖の吸収を遅らせることができるため，食後急激な血糖上昇を抑えられる	
情報：油物を摂りすぎていないか	
意図：油の過剰摂取は脂質代謝異常を引き起こし，持続する高血糖を招きやすい	
情報：菓子パン・菓子・ジュース・飲酒の習慣はあるか	
意図：糖質の過剰摂取は中性脂肪を上昇させる．菓子パンや菓子は油分も多く，高LDLコレステロール血症を引き起こしやすい．嗜好品を減らしていく方法を一緒に考える	
情報：果物を摂りすぎていないか	
意図：糖質の過剰摂取は血糖・中性脂肪の上昇を招く	
情報：健康食品・サプリメントを好むか	
意図：高カロリーのものや糖質が含まれているものもあるため注意が必要	

2》 アセスメント

　助産師として，妊娠中の食行動や妊娠期の体重コントロールに関する知識をもつことはもちろん重要です．しかし，自分の習得した知識や方法が目の前の妊婦にそのまま適用できるものなのかどうかはよく吟味する必要があります．また，たとえその妊婦にとって必要な知識だとしても，今妊婦が欲している知識かどうか，つまり知識を伝えるタイミングとして適した時期かどうかも考える必要があります．

　それらを見極めるためには，まず妊婦の食生活や関心事について十分なアセスメントを行うことが大切です．妊婦にとって望ましい状態をともに考え，妊婦に必要な知識を，妊婦が求めているタイミングで提供することによって，妊婦は主体的に選択でき，行動変容につながります．

糖代謝異常妊産婦の食生活支援の実際

1》 妊娠中の食生活支援

　妊娠中の食事の注意点をふまえ，糖代謝異常と診断された妊婦は1日24時間のなかで12〜14時間の間に3食を摂取します．血糖が上昇しやすい時間帯は1回の食事を分割するなどして血糖の上昇を抑え，バランスを保ちます．必要なエネルギー量を摂取できているか，献立が単純になっていないかなどは，管理栄養士と連携しながら確認・調整し，充実した食事内容となるように支援します．

また，1回あたりの食事には短くとも20分をかけ，夜間の空腹時間は短くとも8時間あると良いでしょう．食事に関連する時間をどのようにとらえるかは，食行動の変容に影響します．食事時間そのものを大切な時間としてとらえることができるかは，望ましい食行動を継続できるかどうかにもかかわっています．

妊娠中の食事療法において特に注意すべき点は，助産師が妊婦の体重増加や血糖コントロールにばかり着目しすぎないことです．助産師の関心が偏り，妊娠各期の特徴をふまえた対応ができていないと，妊婦の自尊感情は低下してしまいます．糖代謝異常になった妊婦の状態から，できるだけ順調に経過できるように妊婦とともに伴走していくことが助産師の役割です．

2》 産後の食生活支援

糖代謝異常の診断を受けた妊婦は血糖コントロールを行いますが，産後も妊娠中の食事や食行動を基本とした食生活を継続します．産後は，食事と授乳の関係に加え，インスリン療法が必要な場合は血糖コントロールとの関係も考慮する必要があります．

GDM既往女性は2型糖尿病発症リスクが高いため，妊娠中の生活習慣を産後も継続することが必要です．しかし，個人差があるものの，産後は育児，特に授乳と自分自身の生活や家庭の営みとのバランスを保つことが難しく，子ども中心の生活になりがちです．その結果，自分の食事が後回しになったり，食事に時間をかけてよく噛んで食べる余裕をもてなくなり，妊娠前の食事や日常生活に対する考え方，価値観によって元に戻ってしまうケースも少なくありません．産後の食生活支援のためにも，妊婦自身の食行動に対する考え方や受け止め方を妊娠中から共有しておくことが必要です．また，妊娠中から，マザークラスや妊婦相談支援などの場面を通じて産後の食事に対する注意点などを妊婦自身やパートナー，家族に伝え，産後の生活を含めた中長期的な教育支援を行っておくことなども必要になってきます．

産後の食事療法で特に注意すべき点は，授乳状況に合わせたエネルギー摂取量の調整です．母乳分泌が十分である場合は，授乳に必要なエネルギーを付加します（**表2-1-2**）．授乳後は極端に空腹感を感じることがあるため，授乳前の1単位程度の補食により空腹感を回避できます．

妊娠中に増加した体重は授乳によって順調に減少しますが，授乳期が終わっても授乳期と同等の食事摂取量を継続していると体重は増加してしまいます．授乳期間はできれば6カ月以上が望ましいとされていますが，授乳婦の生活等の状況から授乳期を終える場合は，食事摂取量についても活動量に合わせてコントロールしていくことが必要です．

■ 文 献

1) 厚生労働省：日本人の食事摂取基準（2015年版）の概要．https://www.mhlw.go.jp/file/04-Houdouhappyou-10904750-Kenkoukyoku-Gantaisakukenkouzoushinka/0000041955.pdf (2019/8/21アクセス)

2) 厚生労働省「健やか親子21」推進検討会：妊産婦のための食生活指針 ―「健やか親子21」推進検討会報告書―（平成18年2月）．

3) Schwarz EB, Brown JS, Creasman JM, et al：Lactation and maternal risk of type 2 diabetes：a population-based study. American Journal of Medicine, 123 (9)：863.e1-6, 2010．

4) 福井トシ子：周産期からみた食育 妊産婦のための食生活指針と支援．周産期医学, 37 (5)：585-588, 2007．

5) 福井トシ子：糖尿病合併褥婦の母乳栄養継続支援．糖尿病と妊娠, 6 (1)：35-39, 2006．

6) 福井トシ子：糖尿病妊婦のセルフケアをサポートする．看護技術, 46 (13)：38-43, 2000．

7) 福井トシ子：産後の食事療法とその支援は，どうしたらよいですか？「妊婦の糖代謝異常 診療・管理マニュアル」．日本糖尿病・妊娠学会編，改定第2版, pp.182-184, メジカルビュー社, 2018．

chapter 2　妊娠糖尿病妊産婦と新生児のケア

1. 妊娠初期のケア

　私達助産師が，妊娠糖尿病と診断された妊婦に出会う時期，場所は「いつ」，「どこ」でしょうか．助産師は，その妊婦が妊娠期のいつの時期にGDMの診断を受け，どのような妊娠期を過ごしてきたかを十分に理解している必要があります．そして，妊産婦に寄り添う専門職として，妊産婦の家族背景や生活背景，受け止め方など多角的にとらえながら，外来や病棟，ときには家庭において支援をすることが求められています．本節「②実践編」では，妊娠糖尿病と診断された妊産婦とその児のケアの実際や注意点について，妊娠初期〜産後までの各期の特徴をふまえて解説します．

妊娠初期の妊娠糖尿病妊婦の特徴

　妊娠初期は胎児の重要な器官が形成される器官形成期であり，もっとも催奇形作用を受けやすい臨界期となります．この時期の血糖値，HbA1cの値によっては母子合併症のリスクは非常に高く，医療者には妊娠継続の可否を含めた治療に対する女性自身の意思決定支援も求められています．妊娠初期にはじめて糖代謝異常と指摘された妊婦でも，妊娠前から2型糖尿病などの糖代謝異常を引き起こしていた可能性があります．妊娠糖尿病(gestational diabetes mellitus；GDM)とそれ以外の糖代謝異常では管理方法が異なるため，妊娠初期にはそれらの疾患の鑑別が非常に重要になります(妊娠中の糖代謝異常と診断基準・管理方法についてはchapter 1参照)．

　妊娠初期にGDMと診断された妊婦は妊娠中期以降にGDMと診断された妊婦より重症化しやすく，妊娠前から糖代謝異常のあった糖尿病合併妊娠の母子のアウトカムに近く，良くないことが報告されています．妊娠初期にGDMと診断された妊婦のその後の経過に関する13のコホート研究のメタアナリシス[1]によると，妊娠初期にGDMと診断された女性は，中期以降にGDMになった女性と比較して，治療を実施したにもかかわらず周産期死亡率〔相対リスク(relative risk；RR) 3.58［1.91，6.71］〕，新生児低血糖症(RR 1.61［1.02，2.55］)，およびインスリン使用(RR 1.71［1.45，2.03］)は有意に高いことが明らかとなっています．また，オーストラリアの糖代謝異常のある妊婦(4,873例)を対象としたコホート研究[2]によると，子癇前症，早産，帝王切開，および新生児黄疸は，妊娠中期以降にGDMとなった妊婦と比較して，2型糖尿病合併妊娠および妊娠12週未満でGDMと診断された妊婦に多くみられています．そして巨大児，および新生児集中治療入院の率に関しては，妊娠12週未満でGDMと診断された妊婦での率は，2型糖尿病合併妊娠の妊婦にみられる率と同程度であったと報告されています．これらの結果からも，妊娠初期にGDMと診断された妊婦は，ハイリスクGDMの妊婦

として周産期合併症を引き起こさないための治療や保健指導などのより厳重な介入が必要になります.

妊娠初期の妊娠糖尿病妊婦の心理状態

そもそも，GDMの診断の有無に限らず，妊娠初期はつわりをはじめとする不安症状があり，否定的な感情が強い時期といわれています．さらに，高齢妊婦の場合はGDMの発症リスクが高く，不妊治療により妊娠している妊婦の割合も多いため，妊娠継続や出産への不安も生じやすくなります.

GDMと診断された女性の主観的体験や支援に対するニーズに関して，国内外でさまざまな研究報告がなされています．これらの研究結果によると，まず日本における妊婦のGDMの認知度は低く[3]，豊岡ら[4]はGDMと診断された妊婦を対象としたインタビュー調査を行った結果，「GDMとはじめて診断された女性は，自覚のないまま突然に診断されるショックを受けると同時に療養生活を開始し，療養中は血糖測定とその値にすべてが振り回され，食生活を試行錯誤していた」と報告しています．また，一般的にGDMと診断された人は，そうでない人と比較して妊娠生活をネガティブに受け止める傾向があります[5]．GDMと診断された妊婦は，食事療法で血糖をコントロールできないことを心配したり，母子合併症を引き起こすのではないかと恐怖に感じています[5, 6]．特にインスリンを使用することへの恐怖心は強く，インスリン使用者は食事療法だけでコントロールできているGDMの妊婦より非常に高いストレスを感じている[7]と報告されています．臨床現場では，インスリンを使用することへの抵抗感や恐怖心から，血糖値を抑えるため自己判断で過剰な糖質制限を行う妊婦もみられます．過剰な糖質制限はケトン体産生を亢進し，ケトーシスを引き起こす可能性があります．母体の健康と胎児の健全な成長発達のためにも，妊婦の食事摂取に関する誤った理解を是正し，誤った理解による行動を修正する必要があります.

■MEMO **妊娠糖尿病とメンタルヘルス**

糖尿病とうつ病は相互に関連し，非妊娠時の調査では糖尿病はうつ病のリスクとなることが明らかとなっています[8]．また，糖尿病合併妊娠の女性やGDMの女性も，そうでない女性と比較して産後うつ病を発症する可能性は高く[9]，GDMを発症する人はそうでない人に比較してメンタルヘルスの問題を抱える人の割合が高いと報告されています[10]．これらの結果より，GDMと診断された妊婦への支援では常にメンタルヘルスの問題も視野に入れながら支援体制を構築していくことが大切です.

表2-2-1 各学会が定めている妊娠中の血糖コントロール目標値

	日本産科婦人科学会	日本糖尿病学会
空腹時血糖値	95mg/dL 以下	70〜100mg/dL
食前血糖値	100mg/dL 以下	
食後2時間の血糖値	120mg/dL 以下	120mg/dL 未満

〔日本産科婦人科学会, 他編：産婦人科診療ガイドライン―産科編2017. http://www.jsog.or.jp/activity/pdf/gl_sanka_2017.pdf (2019/7/1アクセス)および, 日本糖尿病学会編：糖尿病診療ガイドライン2016. p.377, 南江堂, 2016. をもとに作成〕

妊娠初期の妊娠糖尿病妊婦への治療とケア

1》 妊娠中の血糖コントロール

GDMの管理では，妊婦が適正な血糖コントロールを行えることが重要となります．目標となる血糖値は，「産婦人科診療ガイドライン―産科編2017」[11]と「糖尿病診療ガイドライン」[12]で多少異なりますが，血糖自己測定（self-monitoring of blood glucose；SMBG）の管理目標として，空腹時血糖値70〜100mg/dL，食後2時間の血糖値120mg/dL未満を目標とします（表2-2-1）．

血糖コントロールを行うために，まずは妊婦の1日の適正な栄養所要量を遵守しつつ，食後の高血糖を予防するための分割食や食後の軽い運動を含む食事療法，運動療法を取り入れます（食事療法と運動療法の具体的な保健指導内容は，chapter 2-②-2，chapter 2-②-3参照）．しかし，食事療法・運動療法でも血糖コントロールが不良な場合は，速やかにインスリン治療を開始する必要があります．

2》 薬物療法（インスリン・経口糖尿病薬）

糖代謝異常に対する薬物療法には，おもにインスリンと経口糖尿病薬であるメトホルミンがあげられますが，日本では妊娠中の第一選択薬はインスリンの導入となります[11]．メトホルミンは胎盤を通過するため，長期的な児への安全性が不明であり，妊娠中は原則禁忌となります．インスリン導入時には，インスリン治療に対する妊婦の意思決定が行われていることを十分に確認したうえで開始することが重要です（意思決定支援については後述）．また，はじめてインスリンを投与する際には，手技の確認だけでなく，患者がインスリンによる低血糖症状に気づき対処行動ができるよう低血糖症状に対する患者教育を行う必要があります．患者教育は，必要に応じて薬剤師や慢性疾患看護専門看護師・糖尿病看護認定看護師と連携をとりながら行います（患者教育の実際はchapter 3参照）．

メトホルミンに関して，板倉[13]は，「インスリンが禁忌・あるいは何らかの理由で自己注射が安全に施行できない妊婦には容認されるが，メトホルミンの投与を行う場合，妊婦に対して長期的な児への安全性が不明である点についても十分に説明し，妊婦の同意が得られた時に限り投与されるべきだ」と述べています．

臨床現場では，薬剤の選択とその説明は医師と薬剤師により行われますが，助産師や看護師

の役割としては，本人が治療の必要性を理解し本人の意思が尊重されたうえで治療方針の意思決定がなされるよう妊婦のアドボカシーとしての支援が必要です．

MEMO ▌**妊娠悪阻の妊婦に対する対応**

▶ **検査を行う際の注意事項**

　悪阻症状が続いている妊婦は，75gOGTTで正しい診断ができず診断が困難となることがあります．血糖値の状況によっては速やかに血糖コントロールのための治療が開始される場合もありますが，まずは頻回に水分摂取することや食べられるものを摂取可能な時に摂るように助言し，悪阻が落ち着いてからあらためて検査が行えるように医師と連携をとり，検査時期を調整するとよいでしょう．

▶ **食事摂取が困難な妊婦のインスリン療法の注意事項**

　嘔気や嘔吐により食事摂取が困難な場合，インスリン療法により低血糖を起こしやすくなります．食事摂取量が食前に予測できない場合の対応方法としては，食事摂取できた量に合わせて食直後にインスリン注射をすることも検討します．その場合，通常より頻回にSMBGを行い，インスリンの作用時間をふまえ血糖値の変動を考慮してインスリン量を調整します．

助産師の役割

　GDMの妊婦は，産科医師，内分泌科医師，助産師，看護師，栄養士，薬剤師などさまざまな専門家からの指導や支援を受けながらGDMの管理を行うこととなります．特に妊娠初期にGDMと診断されるハイリスクの妊婦は，上述したように妊娠中期以降のGDMの妊婦と比較して母子のアウトカムが不良となる傾向があり，療養行動も血糖測定，食事療法，運動療法に加えてインスリンなどの薬物療法が必要となる場合が多くなります．また，初期にGDMと診断された妊婦は，それだけ長期間の療養行動が妊娠中に必要になるという特徴があります．GDM妊婦にかかわる助産師には，妊婦に寄り添いながらさまざまな専門職からの指導を統合させ，妊婦自身が自律してGDMのセルフマネジメントが行えるための支援を行うファシリテーター（伴走者）としての役割と，GDM妊婦にかかわる多職種連携のためのコーディネータとしての役割が求められています．本稿では助産師の実践的な役割として，以下の三点について解説します（多職種連携における助産師の役割についてはchapter 2-column②参照）．

　①GDM妊婦のヘルス・リテラシーを高める
　②治療の選択を妊婦自らが意思決定するための意思決定支援
　③妊婦の行動変容を促し継続させるための保健指導とカウンセリング

1 ≫ GDM妊婦のヘルス・リテラシー(Health literacy；情報収集・活用能力)を高める

　ヘルス・リテラシー(Health literacy)とは，「健康情報を入手し，理解し，評価し，活用するための知識，意欲，能力であり，それによって，日常生活におけるヘルスケア，疾病予防，

ヘルスプロモーションについて判断したり意思決定をしたりして，生涯を通じて生活の質を維持・向上させることができるもの」と定義されています[14]．

　GDMと診断された妊婦は，産後の2型糖尿病発症率の高さから，妊娠中だけでなくその後の2型糖尿病発症予防も含め，生涯にわたってGDM重症化予防のためのセルフケア行動を継続する必要があります．そのため，女性自身がGDMやその後の糖尿病予防に関する正しい情報を探し，理解し，活用できるヘルス・リテラシーを身につけられることは，出産後の育児やその後の女性自身のライフサイクルにおいても非常に重要です．

　GDMと診断された妊婦の多くは，まずはインターネットから多くの情報を集めています．インターネットを活用し，患者自身が情報を得ようとすることは大事なセルフケア行動の一つです．しかしながら，瀬戸山[15]も指摘しているように，現在の日本においては，米国の国立医学図書館や英国の国民保健サービス（National Health Service；NHS）の情報サイトに該当するような医療健康情報が集約された市民向けの情報サイトはありません．医療情報サービス「Minds（マインズ）」[16]は，厚生労働省監修のもと，疾患や診療ガイドラインなどについて市民向けにわかりやすく説明を行う情報サイトですが，現在のところGDMに関する記述はみられず，内容の充実に課題が生じています．現在，日本語で症状や病気を検索すると，さまざまな医療機関が各々配信しているサイト，企業サイト，営利目的のサイトや個人のブログなどの情報源がヒットします．そのため，正しい情報，科学的に十分に確立されていない情報，完全に間違った情報が混在しているなかから患者が自ら正しい情報を選択し理解できる力が必要になります．

　また，個人のブログの体験談・オンラインコミュニティは患者目線で患者どうしが経験や気持ちを共感できるというメリットもありますが，これらは一個人の経験であり，必ずしも自分にあてはまるわけではないという認識を患者がもっておく必要があります．そのため，保健医療の専門家の役割として，中山[17]が述べているように対象者がどの程度のヘルス・リテラシーを身につけているかを把握し，まずはそのレベルに合わせてわかりやすいコミュニケーションを心がけ，そして患者自身が目的に応じて適切な情報源にアクセスし活用できるヘルス・リテラシーの向上を支援できることが求められています．

2 》》 治療の選択を妊婦自らが意思決定するための意思決定支援

　医療の高度化・複雑化，そして患者の価値観の多様性に伴い，昨今の医療では患者の自己決定に基づく医療が推進されています．医療者による意思決定支援の重要性は高く，なかでも患者の代弁者としての役割を担う看護職の役割は大きいといえます．患者中心の意思決定支援の概念は，日本国内ではがんの治療や終末期医療などで多く用いられています．しかし，周産期医療においても，そしてGDM女性への支援においても同様に重要であり，意思決定支援のスキルはすべての看護職にとって必要となる基本的なスキルになります．特に，妊娠初期に発見される糖代謝異常は，母子合併症のリスクやインスリン治療などの薬物療法が併用になる可能性も高くなります．そのため，妊娠継続や治療選択に関する意思決定を支援する助産師の役割は大切です．

　意思決定支援のモデルは，「パターナリズムモデル」「シェアードディシジョンモデル」そして

「インフォームドディシジョンモデル」の大きく3つに分類されます．意思決定支援に関する詳しい説明や方法は参考文献[17, 18]をご参照ください．ここでは，シェアードディシジョンモデルの一つであり，川崎[18]により考案された「意思決定場面において用いる9つのスキルのフローチャート」を紹介します．

　川崎の考案したフローチャート（図2-2-1）は，感情の共有と価値観の重視を根底に，看護師が患者の生活に焦点を合わせながらファシリテーターとして支援するための技法を図式化したものになります．これらの支援ツールは，がん患者の意思決定場面を想定して考案されたものですが，GDM妊婦の意思決定場面にも同様に用いることができます．

　たとえば，GDM妊婦の血糖コントロールが不十分でインスリンの導入が必要になった場合を想定してみましょう．

　まず，スキル1としてカウンセリングを通して妊婦の感情を傾聴し，共有することから始めます．ここでは上述した妊娠初期のGDM妊婦の心身の特徴や症状を理解しながらも，妊婦をジャッジすることなくありのままを受容し，これまでの療養生活を労う姿勢が大切です．

　次のスキル2では「相談内容の焦点化」，つまり何に対する意思決定が必要となっているのかを明確にします．この時，妊婦が治療や療養行動に対して間違った認識をしている場合は解きほぐし，何が問題なのかをクリアにしていく必要があります．はじめての妊娠生活のなかで突然GDMの診断を受けて混乱している妊婦，間違った認識により過剰な糖質制限を行っている妊婦に対しても情報を提供し，問題点を整理できるようにサポートします．

　支援の方向性が整理された後は，スキル3「身体状況を判断して潜在的な意思決定能力をモニターする」段階に進みます．ここではセルフケア能力の査定として前述した妊婦のヘルス・リテラシーや，身体状況としてその他の合併症の有無やメンタルヘルスも大きく影響してくるでしょう．

　これらのプロセスを通して，GDMの改善に必要な意思決定に向けて不足している点がある場合，何が不足しているのかをアセスメントしながらスキル4〜8の支援を行います．そして最終的に，スキル9を用いた支援により，インスリンの使用を含めた治療の方向性や運動・食事療法等の療養行動に妊婦自身が納得し，前向きに妊娠生活を送れるような意思決定支援となることが重要です．

3》》 妊婦の行動変容を促し継続させるための保健指導とカウンセリング

　GDMの妊婦に必要となるセルフケア行動としては，おもに血糖自己測定・血糖コントロールのための食事療法や運動療法があげられますが，これらのセルフケア行動には，女性自身の仕事や日常生活，家庭環境などGDM妊婦のあらゆる側面が互いに大きく影響し合っています．そして，上述したようにGDM妊婦は母子の合併症に関する不安やGDM管理のための療養行動を強いられることからストレスや不安を感じやすくなります．そのため，GDM妊婦がストレスマネジメントを行えることも重要なセルフケア行動となります．

　助産師に必要とされる心理的支援は，正常から逸脱している部分だけに着目するのではなく，まずは妊娠し母親になることを祝福し，GDM以外の正常に経過している側面や妊婦ができて

chap 2 妊娠糖尿病妊産婦と新生児のケア

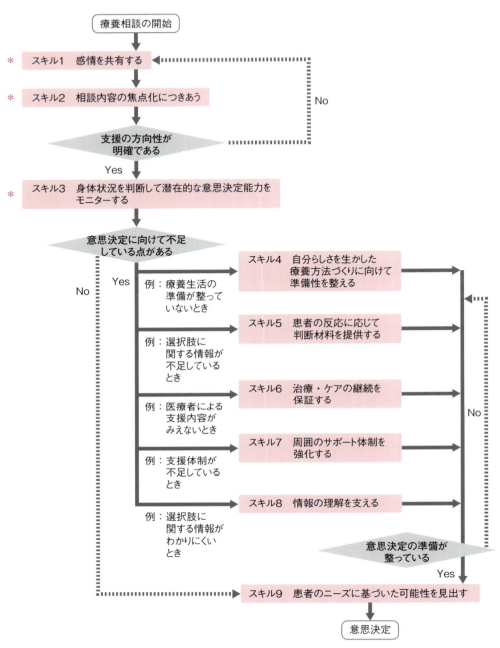

図2-2-1 意思決定場面において用いる9つのスキルのフローチャート

・3つの指標「支援の方向性が明確であるか」「意思決定に向けて不足している点があるか」「意思決定の準備が整っているか」（◆部分）について判断しながら次のステップに進む．
・＊の技術については意思決定支援を方向づけるスキルとなるため必ず用いる．
・患者の身体状況や療養環境が変化し，意思決定の方向性に変更が生じた場合には，再び最初のプロセスに戻り，フローに基づいて進んでいく．

（川崎優子：看護者が行う意思決定支援の技法30—患者の真のニーズ・価値観を引き出すかかわり．p.26，医学書院，2017．の図2-2を転載）

いる行動を労うなど妊婦が自己肯定感をもてるようにかかわることが必要です．また，生活習慣の行動変容に関しては，一方的な情報提供に終始する保健指導ではなく，本人がどのようにGDMを受け止め，どのような妊娠療養生活を過ごしているか，傾聴・受容・共感を含めたカウンセリングをしながら，GDM妊婦が前向きにセルフケア行動を行い，妊娠生活を過ごせるようなかかわりが求められています．

GDM妊婦が「セルフケア行動を行うことができる」「血糖コントロールができる」などGDMの管理に対する自己効力感(self-efficacy)をもてることは，妊婦がセルフケア行動を継続できる大きな要因の一つになります[19]．そのため，福井[20]も述べているように，食事指導や運動指導を行う際は，妊婦の現実の生活とかけ離れた提案ではなく，妊婦の普段の食生活や日常の行動パターンにアレンジを加えるなど妊婦が取り入れやすいアドバイスを行い，かつ具体的な行動レベルで提案することが大切です．また，助産師は「GDMの支援は，妊娠・出産・そして育児を行う一人の女性の人生の一時期である」という視点をもつことが重要であり，女性のライフサイクルすべてをふまえた長期的なヘルスプロモーションの視点をもってGDMの妊婦をエンパワーメントしていくことが求められています．

また，GDM妊婦の自己効力感を維持，向上させるためのカウンセリング技法の一つとして認知行動療法を取り入れることも有効です．認知行動療法は，さまざまなタイプの心理療法のなかでも，トレーニングによりカウンセリング技法を比較的身につけやすく，セッションが限られているため低コストかつ短期間で行えるというメリットがあります．また，認知行動療法は，うつ病，パニック障害，不安障害といったメンタルヘルスに関してだけでなく，1型および2型糖尿病における血糖コントロールの改善効果[21]やGDM妊婦のストレス軽減効果が報告されています[22]．そのため，たとえばGDMのリスクの認識が乏しくセルフケア行動がとれない妊婦，GDMに対する不安や療養生活に強いストレスを感じている妊婦，インスリンを使用することへの抵抗感や恐怖心のため自己判断で過剰な糖質制限を行う妊婦，血糖コントロールができない自分を責めるなど自己肯定感が著しく低い妊婦など，認知の歪みから望ましいセルフケア行動が妨げられている妊婦に対しては，このような専門的なカウンセリング技法を用いた助産師によるカウンセリング・保健指導も効果的でしょう．

ケアにおける注意点

臨床現場で助産師が実際に保健指導やカウンセリングを行う時は，GDMに関してだけでなく，妊婦の他の合併症やメンタルヘルス，さらには家族背景などさまざまなバックグラウンドを統合し，考慮しながら全人的にアプローチする必要があります．本稿では，GDM妊婦に対する助産師のカウンセリング技法として意思決定支援のツールや認知行動療法を紹介しました．しかし，抑うつや強い不安を感じているGDM妊婦に対しては，他の合併症と同様に，助産師だけで解決しようと抱え込むのではなく，エジンバラ産後うつ病質問票(Edinburgh postnatal depression scale；EPDS)やさまざまなストレス尺度など客観的な指標も用いて，必要に応じて産科医師だけでなく精神科の医師や看護師など他の専門職との連携も密にとりながらチームでアプローチすることが重要です．

■文献

1) Immanuel J, Simmons D：Screening and treatment for early-onset gestational diabetes mellitus：a systematic review and meta-analysis. Current Diabetes Reports, 17 (11)：1-11, 2017.

2) Sweeting AN, Ross GP, Hyett J, et al：Gestational diabetes mellitus in early pregnancy：evidence for poor pregnancy outcomes despite treatment. Diabetes Care, 39 (1)：75-81, 2016.

3) 鶴見　薫, 山西雅子, 村中峯子, 他：産後1年以内の女性による妊娠中の耐糖能異常の認知の実態と支援の課題. 糖尿病と妊娠, 16 (1)：84-92, 2016.

4) 豊岡望穂子, 松井弘美, 長谷川ともみ：初めて妊娠糖尿病と診断された女性の妊娠期から産褥早期までの主観的体験. 日本母性看護学会誌, 18 (1)：31-37, 2018.

5) Kim C, Vahratian A：Self-rated health and health care use among women with histories of gestational diabetes mellitus. Diabetes Care, 33 (1)：41-42, 2010.

6) Morrison MK, Lowe JM, Collins CE：Australian women's experiences of living with gestational diabetes. Women Birth, 27 (1)：52-57, 2014.

7) Hui AL, Sevenhuysen G, Harvey D, et al：Stress and anxiety in women with gestational diabetes during dietary management. Diabetes Educator, 40 (5)：668-677, 2014.

8) Roy T, Lloyd CE：Epidemiology of depression and diabetes：a systematic review. Journal of Affective Disorders, 142 (suppl)：S8-21, 2012.

9) Azami M, Badfar G, Soleymani A, et al：The association between gestational diabetes and postpartum depression：a systematic review and meta-analysis. Diabetes Research and Clinical Practice, 149：147-155, 2019.

10) Beka Q, Bowker S, Savu A, et al：Development of perinatal mental illness in women with gestational diabetes mellitus：a population-based cohort study. Canadian Journal of Diabetes, 42 (4)：350-355, 2018.

11) 日本産科婦人科学会, 他編：産婦人科診療ガイドライン―産科編2017. http://www.jsog.or.jp/activity/pdf/gl_sanka_2017.pdf (2019/7/1アクセス)

12) 日本糖尿病学会編：糖尿病診療ガイドライン2016. 南江堂, 2016.

13) 板倉敦夫：経口糖尿病薬(血糖降下薬)の妊娠中使用の是非について教えてください.「妊婦の糖代謝異常　診療・管理マニュアル」. 日本糖尿病・妊娠学会編, 改訂第2版, p.125, メジカルビュー社, 2018.

14) Sørensen K, Van den Broucke S, Fullam J, et al：Health literacy and public health：a systematic review and integration of definitions and models. BMC Public Health, 12：80, 2012.［日本語訳　中山和弘：ヘルスリテラシーとは. Health literacy 健康を決める力. http://www.healthliteracy.jp/kenkou/post_20.html (2019/7/1アクセス)］

15) 瀬戸山陽子：意思決定のための資源とその活用.「患者中心の意思決定支援―納得して決めるためのケア」. 中山和弘, 岩本　貴編, pp.157-191, 中央法規, 2011.

16) 公益財団法人日本医療機能評価機構：医療情報サービス Minds (マインズ). https://minds.jcqhc.or.jp/ (2019/7/1アクセス)

17) 中山和弘, 岩本　貴編：患者中心の意思決定支援―納得して決めるためのケア. 中央法規, 2011.

18) 川崎優子：看護者が行う意思決定支援の技法30―患者の真のニーズ・価値観を引き出すかかわり. 医学書院, 2017.

19) Cardwell MS：Improving medical adherence in women with gestational diabetes through self-efficacy. Clinical Diabetes, 31 (3)：110-115, 2013.

20) 福井トシ子：ライフサイクルを踏まえた支援(特集：妊娠と糖尿病　求められる新たな視点からの支援). 助産雑誌, 65 (8)：662-667, 2011.

21) Uchendu C, Blake H：Effectiveness of cognitive-behavioural therapy on glycaemic control and psychological outcomes in adults with diabetes mellitus：a systematic review and meta-analysis of randomized controlled trials. Diabetic Medicine, 34 (3)：328-339, 2017.

22) Zaheri H, Najar S, Abbaspoor Z：Effectiveness of cognitive-behavioral stress management on psychological stress and glycemic control in gestational diabetes：a randomized controlled trial. The Journal of Maternal-Fetal & Neonatal Medicine, 30 (11)：1378-1382, 2017.

chapter 2　妊娠糖尿病妊産婦と新生児のケア

2. 妊娠中期のケア

妊娠中期の妊娠糖尿病妊婦の特徴

　妊娠中期は妊娠糖尿病が発見されることが多い時期です．妊娠糖尿病(gestational diabetes mellitus；GDM)の場合も，一般的な糖尿病と同様に，食事療法，運動療法，薬物療法が基本的な治療であることに変わりはありません．これに妊娠各期の特徴をふまえ，母児が各期を順調に過ごしていくためのケアと同時に，生まれてくる児と妊婦(母親)自身の長期的予後を見据えたケアを行う必要があります．

　糖尿病は患者にとって基礎的な身体条件であり，高齢化とともにmultimorbidity (多疾患罹患状態)，つまり同時に2種類以上の病的状態が併存する状態に陥りやすい疾患としても指摘されています[1]．近年，晩婚化や生殖補助医療技術の進展に伴う晩産化によって，40歳以上の初産婦が急増しています．したがって，本来，GDMは一過性の軽い糖代謝異常ですが，GDMが発見された時点から，その妊婦が周産期，そして将来的にmultimorbidityに陥らないようにするための指導とケアが重要となります．

　妊娠中期以降，インスリン拮抗ホルモンである胎盤ホルモンの影響などからインスリン抵抗性が増します．これは胎児に優先的にエネルギーを供給する目的にかなっています．このインスリン抵抗性の増大に対して健常妊婦ではインスリン分泌が高まりますが，インスリン分泌機能が低下していると，抵抗性の増大に応じきれず糖代謝異常が出現します[2]．よって，妊娠中期はスクリーニングによりGDMが発見されやすい時期になるわけです．2010年に妊娠糖尿病診断基準が変更され，2015年には国内の診断基準が統一されました．これによって，約10%の妊婦が何らかの耐糖能異常を有しているといわれ，わが国のGDM数は旧基準の4倍に急増し[1,2]，臨床現場では妊娠中期の診断例に遭遇する機会が増えています．

　GDMのスクリーニングは全妊婦を対象に妊娠初期と妊娠中期(妊娠24〜28週)の2回実施します．2回検査する理由は，妊娠の進行とともにインスリン抵抗性が増してGDMが発症しやすくなるため，再度実施することが必要になるからです．妊娠中期のスクリーニングは，50gGCT (≧140mg/dLを陽性)または随時血糖測定(≧100mg/dLを陽性)で行います．スクリーニングで陽性の場合は75gOGTTを行い，①空腹時血糖値≧92mg/dL，②1時間値≧180mg/dL，③2時間値≧153mg/dLの1つ以上を満たした場合に，GDMと診断されます．

　耐糖能異常合併妊娠では，母体，胎児，新生児それぞれに産科合併症の危険性があります．特に妊娠中期では，妊娠高血圧症候群，早期産，羊水過多症，子宮内胎児発育遅延に注意が必要であり，これらの合併症を予防するためにも，母体の適切な血糖コントロールが重要となります[3]．妊娠中の血糖管理の目標値は，静脈血漿グルコース値は空腹時が70〜100mg/dL，

食後2時間が120mg/dL以下，HbA1c値は6.2％未満，グルコアルブミン（GA）15.8％未満とされています[4〜6]．

妊娠中期の妊娠糖尿病妊婦の心理状態

GDMは「期間限定」という考え方から，疾患の受け入れは比較的良く，対象のセルフケア行動もとりやすいと考えられます．妊娠中期に胎盤が完成すると，流産の危険性が減少し，つわりも軽快することから，妊婦の行動範囲が広まり，運動療法の実施も可能になります．また，胎動の自覚によって，胎児の存在をより意識化することで，「赤ちゃんのために」と血糖コントロールを行っていく動機づけも強化できます．

しかし，診断後まもない妊婦は，児の奇形や発育発達，巨大児による難産，児が糖尿病になる可能性，食事やインスリン療法を産後も継続する必要性などに関する不安があります．さらに，妊婦は自覚症状が少ないにもかかわらず，はじめて行う検査や保健指導を受ける機会が増えるため，戸惑いが生じるのも当然です．その一方で，つわりの軽快に伴い食欲が亢進し，血糖や体重の管理が難しくなる時期でもあります．周囲の健常妊婦が安定期に入って，マタニティ・ライフを楽しむ姿を目にすると，GDM妊婦は治療やセルフケアの重要性は理解できても，「なぜ私だけが？」と自身がおかれた状況にフラストレーションを抱きやすくなります．

妊娠中期の妊娠糖尿病妊婦への治療とケア

適切な血糖コントロールのためには，血糖自己測定（self-monitoring of blood glucose；SMBG），食事療法・運動療法が欠かせません．妊婦に検査項目の意味や検査データの見方を丁寧に教えながら現状を理解してもらい，SMBGやセルフケアの必要性を理解してもらうことが先決です（chapter 3-column③参照）．難しい面もありますが，対象が若い世代で理解力があること，妊婦とその家族が「無事に赤ちゃんを産み，育てる」という目的を共有していることから，セルフケア行動やサポートを得やすいという強みもあります．

1 ≫ 血糖自己測定（SMBG）

GDM妊婦の血糖値は常に変動しており，高血糖は母体と胎児に悪影響をもたらすことから，厳しい血糖コントロールが必要です．HbA1c値が正常に近いからといって，食後高血糖がないとは断言できません．HbA1cはあくまでも過去1〜2か月の平均血糖値の指標であり，食後高血糖のような短時間に起きる血糖の変化をとらえるには不向きです[7]．そこで，SMBGが重要な指標となります．

妊娠期のSMBGは，毎食前30分，毎食後2時間の1日6回，または就寝前を加えた1日7回測定が標準です．妊婦の糖代謝異常に対するSMBG保険適応は，周産期の合併症軽減のために拡大しつつあります[8]．血糖測定器によって手順（**図2-2-2**）も測定に必要な最低血液量も異なりますが，必要血液量は1〜3μgで米粒大が目安です．最近の機器では測定時間も短くなり（最短約4秒），穿刺の深さを調整できるものもあります．皮膚の硬化を防ぐため，できるだ

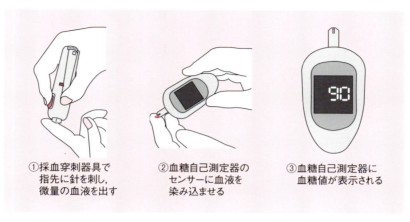

図2-2-2　血糖自己測定の手順の一例

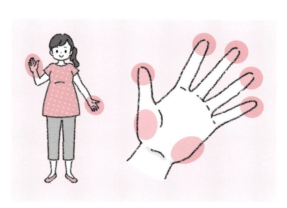

図2-2-3　血糖自己測定時の穿刺部位（採血可能な部位）
妊婦の血糖自己測定では，測定誤差が少なく採血しやすい指先に穿刺する場合が多い．手のひらや前腕でも測定できるが，血液が出にくく穿刺に慣れていないと測定誤差が生じやすい．

け異なる部位に穿刺するよう指導します（図2-2-3）．SMBGが嫌がられる理由は，何といっても痛いからです．「指先で採血します」と聞くと，指の最先端を穿刺する人が多いのですが，指の最先端は痛覚が発達しているので避けましょう．痛みの感じ方には個人差がありますが，指であれば指先の横腹，手のひらでは親指や小指の付け根から手首にかけてが痛みの少ない場所です．血糖の変動をさらに的確にとらえるため，持続血糖モニター（continuous glucose monitoring；CGM）を使用することもあります[7]（SMBGについてはchapter 2-column①参照）．

2 ≫ 食事療法

1 妊娠糖尿病の食事療法のポイント

食事療法の個別指導は栄養士が行うことが多いですが，助産師も栄養指導の延長線として食事療法の指導を行う機会は多いことと思います．食事療法では以下の点がポイントとなります．

- 母体と胎児がともに健全な状態で妊娠を継続できるエネルギーを確保する
- 食後の高血糖を抑える
- 空腹時のケトン体産生を亢進させない

これらのポイントをふまえて妊婦の実行度と検査データを照合し，実行できていれば褒め，できていなければ何が障害となっているかを妊婦とともに探し，解決策を考えましょう．

食前後の血糖変動を最小限にするためには分割食が指導される場合が多いですが，超速効型インスリンが妊婦に使用可能となったことから，分割食の導入はエネルギー摂取量や血糖測定の結果で判断します（分割食の実際についてはchapter2-②-3参照）．

2 必要エネルギー量と栄養素の摂り方

糖代謝異常妊婦の妊娠中の食事エネルギー量の目安を**表2-2-2**に示します．三大栄養素の比率は，たんぱく質15〜20％，脂質25〜30％，炭水化物50〜60％です．間食は「食事の分割」と心得て，嗜好品に偏らないように指導します．胎盤を通じて胎児に届くおもなエネルギー源はグルコースですから，過度のエネルギー制限，特に糖質制限は胎児にとって危険です．過度の糖質制限や空腹状態は脂肪を分解し，ケトン体を増加させ，母体がケトアシドーシスに陥る危険があります．炭水化物は少なくとも200g/日[4]は摂取します．

たとえば，非肥満で標準体重が55kgの妊娠中期の妊婦の場合，妊娠時期によって付加量を変更する方法（**表2-2-2**）に基づくと，1日の必要エネルギー量は55kg×30＋250kcal＝1,900kcalとなります．このうち，150〜200kcalを間食分として差し引いてから，朝食・昼食・夕食の3食に配分します[5]．

200kcalを間食分とし，1日の炭水化物量をエネルギーの約60％とすると，

3食の炭水化物量＝1,700kcal×0.6＝1,020kcal

1食の炭水化物量＝1,020kcal÷3＝340kcal

炭水化物1gは4kcalですから，1食あたりの炭水化物量(g)は340kcal÷4＝85gとなります．

つまり，米飯ではお茶碗1/2杯，6枚切り食パンなら1/2枚になります．エネルギー量だけではなく，実際に食べる量を妊婦がイメージしやすい表現や教材で伝えるようにします．また，同じ食事内容でも野菜から食べたり，低グリセミック指数(glycemic index；GI)[6]の炭水化物，たとえば，玄米，大麦，全粒粉などを摂取するほうが血糖は上昇しにくくなります．

3》》 運動療法

耐糖能異常の有無にかかわらず，妊婦にとって運動は必要です（**表2-2-3**）．さらに，GDMの妊婦の場合には，血糖値を上昇させない，体重をコントロールするという大きな目的があります．血糖値を下げる効果には2種類あり，急性効果(1回の効果)と慢性効果(トレーニング

表2-2-2 糖代謝異常妊婦の食事エネルギー量の目安

体 格	妊娠時期によって付加量変更	妊娠時期にかかわらず付加	
非肥満 （非妊時BMI＜25）	妊娠初期：標準体重*×30＋50kcal 妊娠中期：標準体重×30＋250kcal 妊娠後期：標準体重×30＋450kcal	妊娠初期 妊娠中期 妊娠後期	標準体重×30＋200kcal
肥 満** （非妊時BMI≧25）	標準体重×30kcal		

＊：標準体重＝身長(m)×身長(m)×22.

＊＊：肥満妊婦には基本的にエネルギー付加はしない.

(日本糖尿病・妊娠学会編：妊婦の糖代謝異常 診療・管理マニュアル. 改訂第2版, p.67, p.100, メジカルビュー社, 2018. を参考に作表)

効果)に分けられます．急性効果としては，運動中の筋収縮によりエネルギーが供給され，ブドウ糖，脂肪酸の利用が促進されて血糖が低下します．慢性効果としては，骨格筋でのインスリン感受性を改善し，糖輸送担体(GLUT4)の動きを促進させ，インスリン抵抗性が改善します[9]．

定期的な運動によってGDMが予防できるかについて，RCT(ランダム化比較試験)では一定のコンセンサスは得られていませんが，妊娠のより早い時期から運動を開始し，継続性があったRCTでは予防効果があったと報告されています[10]．ウォーキングやエアロビクスのように，一定の動作をリズミカルに行う有酸素運動は，心拍出量と交感神経系の両方に作用し，血圧を下げる効果もあります．

以上から，GDM妊婦も，医師の許可が得られれば，妊娠16週頃から運動療法を開始することを促しましょう．ただし，無理な運動は腹部緊満や低血糖，転倒事故，特に肥満妊婦では関節痛のおそれがあります．表2-2-4の注意事項を説明し，安全な運動を指導しましょう．

GDMの運動療法としては，有酸素運動，レジスタンス・トレーニング，ストレッチの3要素と，継続性をもたせるために楽しさも必要です．しかし，20歳代女性の9割以上に運動習慣がなく[11]，高年出産も増加している今，妊婦の体力・筋力は低下しています．また就労妊婦が増えて，「運動したくても時間がない」というのが実情です．そこで，我々が考案したGDM妊婦のためのショート・エクササイズを紹介します(図2-2-4)．時間は10分程度が目安で，1セットを繰り返す回数やウォーキングの長さで調整できます．

表2-2-3　妊娠期の運動の目的と意義

目　的	意　義
①妊娠期のマイナートラブル予防・軽減	体調管理，快適な妊娠経過の維持
②筋肉・関節の柔軟性，持久力の向上，呼吸法の習得	出産に向けた機能改善
③疲労した筋肉や臓器の疲労回復	産後の母体回復の準備
④乳汁分泌促進	母乳育児の準備
⑤心身のリラックス	出産・育児への積極的態度，仲間づくり

表2-2-4　妊娠糖尿病妊婦の運動時の注意点

項　目	注意点
時　間	・食前・食後30分以内は避ける．子宮収縮が少ない10〜14時を推奨 ・1回の目安は10〜30分，週3回以上(毎日でもよい)
運動強度	・運動中の脈拍は140回/分以下 ・自覚的運動強度では「やや楽」〜「ややきつい」
事故予防	・座位：安定性があり，足裏が床につく椅子を選ぶ ・立位：足元が見えにくいので，靴ひも，落下物などを事前に確認する ・水分をしっかり補給する
低血糖予防	・インスリン療法時は，低血糖対処ができるように糖質を準備する ・運動で低血糖をきたす場合は，補食を1〜2単位摂ってから開始する

(和栗雅子：JJDIアカデミー「もっともっと知りたい！糖代謝妊婦の管理」研修資料．2014．および，中山法子：ライフステージ別日常生活の指導　妊娠・出産．「糖尿病に強くなる！療養指導のエキスパートを目指して」．桝田　出編，pp.116-120，医学書院，2015．を参考に筆者作成)

妊娠糖尿病妊婦のためのエクササイズ・フローの一例
（エクササイズ監修協力：NPO法人フィット・フォー・マザー・ジャパン理事長・小林香織）

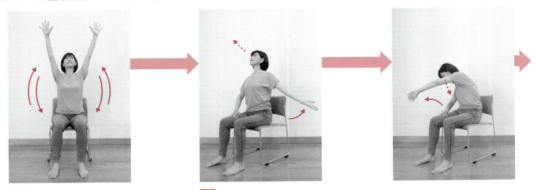

1 深呼吸（1回）
椅子に浅めに座り，足は腰幅に開き，膝の下に足裏を置く．息を吸いながら腕を上げて伸びをし，吐きながら腕を下ろす．

2 上半身のストレッチ（5回）
息を吸いながら左腕を伸ばし手のひらを上に向け後方へ．胸を開き視線をやや上に向ける．息を吐きながら手の甲を内側に向け腕を体の前へ．腰から背中を丸め，視線はおなかを見るように．呼吸のリズムに合わせ，動きを徐々に大きくする．（右側も同様に行う）

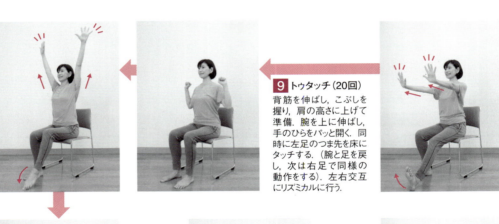

9 トゥタッチ（20回）
背筋を伸ばし，こぶしを握り，肩の高さに上げて準備．腕を上に伸ばし，手のひらをパッと開く．同時に左足のつま先を床にタッチする．（腕と足を戻し，次は右足で同様の動作をする）．左右交互にリズミカルに行う．

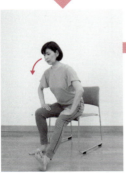 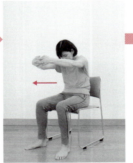 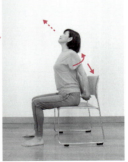

10 ふくらはぎのストレッチ（左右1回ずつ）
左足を斜め前に伸ばし，つま先を立てる．息を吸いながら手を腿の上に置き，背筋を伸ばす．吐きながら上半身を前傾させ，心地良いところで保持し一呼吸．右足も同様に行う．

11 背中のストレッチ（2～3回）
息を吸いながら胸の前で手を組み，吐きながら腕を前に伸ばし，腰を後ろに引き背中を丸め，心地良く伸びを感じたら一呼吸．

12 胸部のストレッチ（1回）
手を後ろで組み，腕を伸ばし肩甲骨を寄せる．吸いながら胸を開き，視線を上に．心地良く伸びを感じたら一呼吸．

図2-2-4　妊娠糖尿病妊婦のためのエクササイズ・フローの一例
開始前に腹緊（おなかの張り）と脱水がないことを確かめ，近くに糖類を準備する．体調が優れないと感じたら無理に続けず中止する．

4～7を1セットとして，体力に合わせて1～4セット行う

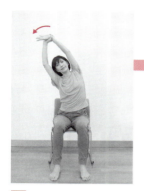

3 体側のストレッチ（1回）
右手で左手首を持ち，息を吸いながら上に伸ばす．吐きながら右手で左腕を引っ張り右に倒し一呼吸する．左側も同様に行う．

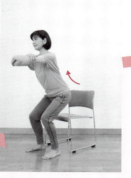

4 太もものエクササイズ（1回）
胸の前で手を組んで肘を持ち，背筋を伸ばす．上半身を少し前に傾け，足裏で床を押しながらゆっくり立ち上がる．

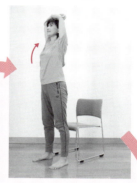

5 姿勢を整える（1回）
4のポーズのまま息を吸いながら，組んだ腕を頭の上へ．肋骨を引き上げ，胸を張る．
吐きながら腕を肩の高さまで戻し横に開く．

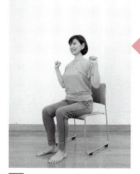

8 ヒールタッチ（20回）
背筋を伸ばし，こぶしを握り，肩の高さに上げて準備．腕を前に伸ばし，手のひらをパッと開く．同時に左足を前方に伸ばし，かかとを床にタッチする．（腕と足を戻し，次は右足で同様の動作をする）．左右交互にリズミカルに行う．

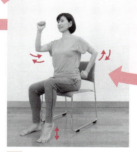

7 チェアウォーキング（30秒）
背筋を伸ばし，ウォーキングするイメージでリズミカルに腕を振り，足はつま先を床に着けたまま，かかとを左右交互に上げる．

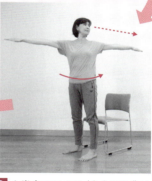

6 上半身のツイスト（左右2回ずつ）
腕を左右に開き，息を吸って背筋を伸ばす．吐きながらゆっくり上半身を左側にねじる．視線は左手の手先へ．右側も同様に行う．

普段のウォーキングをエクササイズに変えるためのポイント

歩幅，速度，距離（時間）をいつもより少し「大きく」「速く」「長く」するように心がけると，ウォーキングも効果的なエクササイズになります

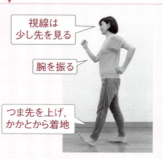
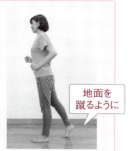

視線は少し先を見る
腕を振る
つま先を上げ，かかとから着地
地面を蹴るように

4 》インスリン療法

妊娠初期は胎児がブドウ糖（グルコース）を利用し始め，つわりによって食事量が減るなど，インスリン必要量は非妊時に比べ10％程度減少しやすくなりますが，中期以降はインスリン拮抗ホルモンやインスリン分解酵素が増えることで，インスリン必要量は徐々に増えます[6]．

薬物療法が必要となった場合には，経口血糖降下薬は母体の胎盤通過性があり，胎児への安全性が確立されていません．そこで，胎盤を通過しないインスリン注射を行います．インスリン注射は1日複数回の自己注射が必要で，個別指導を受けて確実に手技を習得するようにします．胎児のいる腹部に注射することに抵抗感がある妊婦には，腹部への注射でも胎児に針は届かないことを伝え，それでも胎児に針を向けることに抵抗感がある場合は，大腿部などへの注射も可能であることを説明します．

また，勝手な自己判断は低血糖発作やケトアシドーシスなど重篤な症状を引き起こすため，インスリン注射はSMBGとセットで行うよう強調します．血糖測定器やインスリン製剤以外の消耗品が不足してないか，管理に困っていないかなどを確認し，職場で注射を行う際は，穿刺針や注射針を処理する硬めの小さな容器を忘れないように説明します．また，針は家庭ごみで処分せず，外来で医療廃棄物として回収することも伝えます．

助産師の役割

1 》疾患のとらえ方の転換とセルフケア

血糖管理だけでなく糖尿病合併症の予防と早期発見には，定期的な外来通院での観察が欠かせません．妊婦であれば誰しも妊婦健康診査（妊婦健診）で定期的に受診しますし，妊娠期は従来の食事や生活，運動習慣を見直す好機です．したがって，スクリーニングによってGDMが発見されたことをポジティブにとらえ直すよう発想の転換を促しましょう．GDMに治療介入することによって周産期予後は改善し，将来の生活習慣病予防のためのセルフケア行動にもつながり，医療経済的にも有益です[2]．

また，糖尿病患者は免疫機能が弱くなり感染を起こしやすく，感染が重症化しやすいといわれます[6]．呼吸器感染，尿路感染を起こさないように予防と清潔を心がけるよう指導します．妊婦は腹部の増大によって足先や足裏などの傷を観察しにくく，皮膚感覚が低下して痛みを感じにくいこともあることから，フットケアも意識的に行うよう促します．

2 》血糖コントロールと妊娠経過の把握

従来，血糖測定値はノートに記録していましたが，現代の妊婦はスマートフォンやタブレット端末の使用に慣れているため，アプリの活用[12]もお勧めです．血糖値，血圧，体重のほか，フリースペースに妊婦健診の予定や胎動カウント，おなかの張りの有無，マイナートラブルなどを入力するよう勧めてもよいでしょう．血糖だけでなく妊娠経過も併せて自己管理することができ，妊婦健診や助産外来時に，それを印刷して持参してもらえば，助産師は妊婦の生活状況と血糖管理を一元化して把握でき，個別的な助言ができます．

3 » 関連他科・コメディカルとの連携

　GDMの診断がなされると，総合病院では産科医から代謝内科等の関連他科へ紹介され，外来または教育入院によってSMBG，インスリン自己注射について指導を受けることが多いようです．産科単科の病院や診療所では，近医の関連他科をもつ病院に紹介して経過をみます．だからといって，他科に「お任せ」になるのではなく，妊婦個々の背景をもっともよく知り，妊婦がもっとも相談しやすい助産師が，関係者と連携をとり，GDMの治療がスムーズに進むように後押しすべきでしょう．

ケアにおける注意点

1 » 血糖値だけに着目しない

　同じGDMであっても，分娩歴や妊娠週数，個人の性格，家族や職場のサポート状況，血糖や体重コントロールの状況によって妊婦の心理状態は異なり，一概に接することはできません．助産師は血糖測定値や検査データの変動のみに着目するのではなく，妊婦の揺らぎやすい心理を把握し，妊婦が抱える問題を一緒に整理し，解決し，改善していく伴走者でありたいものです．たとえば，胎児の健康度や発育は，胎児心拍聴取や超音波検査時にわかりやすく説明します．血糖や体重管理だけでなく，妊婦健診の結果が順調であれば，ともに喜び，妊婦の努力や家族のサポートを労い，好ましい保健行動が継続できるよう促しましょう．

2 » 切迫早産合併時の薬物療法では副作用に注意する

　現在，耐糖能異常妊婦の切迫早産の治療薬としては，リトドリン塩酸塩は推奨されておらず，硫酸マグネシウムやカルシウム拮抗薬であるニフェジピン（アダラート®）が使用されるようになりました[13, 14]．リトドリン塩酸塩を使用する場合は，血糖上昇の副作用に十分注意します[3]．

3 » 不安を増強させない

　前述したように，GDM妊婦は自分の将来，胎児の発育，子どもの将来への影響を心配しています．そのため，たとえば「食事療法をきちんとしないと，インスリン注射になりますよ」といった外的誘因は不安をあおり，もし悪い結果となった場合は強い罪悪感をもたらすため不向きです．また，外来診療では短時間に説明，指導，励ましを行わねばならず，コミュニケーションにおいて工夫が求められます．対象者の内的誘因や自尊感情を高めるために有用な一手法としてペップトーク[15]があります．ペップトーク(pep talk)の「pep」とは，英語で「元気，活気，活力」を意味します．もともとは監督やコーチなどの指導者が選手，生徒，部下に対して，試合前(本番前)に使う「激励のショートスピーチ」を指し，短く，わかりやすく，行動指針を明確に伝えるものです．このペップトークを活用した例を図2-2-5に示します．

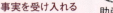

図2-2-5　ペップトークによるコミュニケーションの一例
妊娠糖尿病と診断され，血糖自己測定の必要性と手技について指導を受けた24週の妊婦Aさんと助産師の会話例．

文献

1) 松岡健平：糖尿病におけるmultimorbidity．pp.2-9, pp.16-19, pp.278-285, 南山堂, 2017.
2) 平松祐司：妊娠糖尿病の診断と産後のフォローアップ．日本産科婦人科学会雑誌, 65（3）：1125-1132, 2013.
3) 小林康江, 中込さと子, 荒木奈緒編：ナーシング・グラフィカ　母性看護学②　母性看護の実践. p.92, メディカ出版, 2019.
4) 畑田みゆき編：周産期ビジュアルナーシング. p.301, 学研メディカル秀潤社, 2017.
5) 渡邉早苗, 寺本房子, 他：栄養食事療法シリーズ7　思春期・妊娠期の疾患と栄養食事療法. pp.106-113, 建帛社, 2009.
6) 中山法子：ライフステージ別日常生活の指導　妊娠・出産．「糖尿病に強くなる！療養指導のエキスパートを目指して」．桝田　出編, pp.116-120, 医学書院, 2015.
7) 前掲書6）　西村理明：血糖コントロールの指標と血糖自己測定. pp.36-43.
8) 日本糖尿病・妊娠学会：血糖自己測定（SMBG）適応拡大について（2016年03月14日）．https://dm-net.co.jp/jsdp/information/025248.php（2019/7/1アクセス）
9) 前掲書6）　今井　優：運動療法. pp.56-65.
10) Makaruk B, Galczak-Kondraciuk A, Forczek W, et al：The effectiveness of regular exercise programs in the prevention of gestational diabetes mellitus-a systematic review. Obstetrical & Gynecological Survey, 74（5）：303-312, 2019.
11) 厚生労働省：平成29年国民健康・栄養調査結果の概要．https://www.mhlw.go.jp/content/10904750/000351576.pdf（2019/7/1アクセス）
12) 糖尿病ネットワーク：糖尿病のアプリ・ツール．https://dm-net.co.jp/app/（2019/7/1アクセス）
13) 小澤秀介, 小林愛子, 髙津亜希子, 他：切迫早産治療薬としてニフェジピンが奏功した一例. 医療薬学, 42（3）：202-208, 2016.
14) 日本産科婦人科学会, 日本産科婦人科医会編：CQ302 切迫早産の診断と管理の注意点は？「産婦人科診療ガイドライン―産科編2017」. pp.152-157, 日本産科婦人科学会, 2017. http://www.jsog.or.jp/activity/pdf/gl_sanka_2017.pdf（2019/7/1アクセス）
15) 岩崎由純：心に響くコミュニケーション ペップトーク. pp.54-55, 中央経済社, 2010.

Column ❶　血糖自己測定指導のポイント

　　血糖自己測定（self-monitoring of blood glucose；SMBG）は，血糖値をモニタリングしながら食生活や活動などの日常生活や体調による血糖の変動の原因を探り，患者自身がセルフケアの状況を客観的に把握する方法の一つです．

　　妊娠期は厳格な血糖コントロールが必要とされるため，頻回にSMBGを行う必要があります．穿刺器具の改良により痛みが軽減されてはいるものの，頻回に穿刺をすることによる痛みや苦痛があります．同時に，妊娠糖尿病（gestational diabetes mellitus；GDM）と診断されたばかりで，高血糖による赤ちゃんへの影響を懸念し不安があるなか，SMBGの指導を進めなければならないため，指導にあたる助産師や看護師は妊婦のわずかな言動や表情などをキャッチしながら支援していくことが必要です．

❖ 測定の時間および頻度

　　GDMの場合，基本的に各食前，食後1時間もしくは2時間後の計6回のSMBGを行います．食前の血糖値が上昇していない場合には食後のみでもよく，その患者さんの状況に応じて回数やタイミングを調整していきます．

　　測定のタイミングについては，たとえば，食後2時間の場合は，食べはじめてから2時間後に測定を行うことに注意が必要です．つわりがあり，だらだら食べてしまう場合には，炭水化物を摂取しはじめた時間から2時間くらい経過した時点を目安に測定してみるように勧めます．

　　さらに，血糖値が気になって必要以上に頻回に測定する人や，逆に高血糖であることを確認したくない，煩わしいなどの理由でなかなか測定が進まない人もいます．その方の心理状態を確認しながら，負担が少なく，かつ効果的な測定回数やタイミングを調整していく必要があります．

❖ 経済的な負担に配慮する

　　在宅妊娠糖尿病患者指導管理料によって，ハイリスク妊娠糖尿病患者に対して血糖測定の診療報酬の適応が拡大しました（chapter1-5参照）．GDMと診断されたすべてのケースが保険適応になるとは限らないため，SMBGを導入する際の確認，説明が大切です．

❖ 血糖測定器の適切な取り扱いと手技

　　血糖測定器によって，取り扱い方法や注意点は異なります．たとえば，センサーの血液が不足していた場合に，測定中に血液を追加してもよい機器もあれば，追加してはいけない機器もあります．事前に取扱説明書を確認しておきましょう．

　　SMBGの前にはまず手洗いをするように患者さんに説明します．果物をむいた後など，糖分が指先についたまま血糖測定を行うと，血糖値が高くなることがあります．アルコール綿で指先を拭いただけでは不十分なことがあるので，手洗い後に採血をすることが大切です[1]．

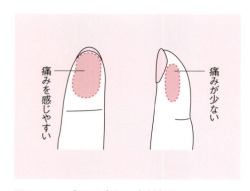

図2-2-6 痛みの少ない穿刺部位
指の腹や先端部は痛みに敏感であるため避ける．
指の脇は比較的痛みを感じにくい．

❖ 痛みの少ない穿刺方法

　できるだけ痛みの少ない部位を穿刺するように説明をします．指の腹は神経が集中し痛みに敏感であるため，痛みの少ない穿刺部位を伝えます（図2-2-6）．しかし，感覚は人によって異なりますので，指導しながら痛みの少ない場所を探していきます．

❖ 持続血糖測定（continuous glucose monitoring；CGM）

　2017年より，インスリン療法を行っている患者のうち，インスリンポンプを使用している患者以外の適応患者に対しても持続血糖測定器の保険適応が認められるようになりました．妊娠糖尿病では，フラッシュグルコースモニタリング〔intermittently viewed CGM（iCGM），通称 flash glucose monitoring；FGM〕が使用できます．FGMは，皮下の間質液中のグルコース濃度を測定し，血糖値を推定するシステムです．センサーを体に貼り付け，定期的に本体のデータを読み取り，14日間の血糖をモニタリングできます．CGMは，通常の血糖自己測定に比べて穿刺頻度が少ないため痛みを軽減できる，24時間リアルタイムに血糖を把握できるなどの利点があります．ただし，センサーの装着部位や皮膚のかぶれなどに注意が必要です．

■ 文　献

1) 医薬品医療機器総合機構 PMDA医療安全情報：血糖測定器の取扱い上の注意について．No.28（2011年11月）．http://www.info.pmda.go.jp/anzen_pmda/file/iryo_anzen28.pdf（2019/7/1 アクセス）
2) 日本糖尿病学会編：糖尿病治療ガイド2018-2019．文光堂，2018．
3) 日本糖尿病療養指導士認定機構編：糖尿病療養指導ガイドブック2018．メディカルレビュー社，2018．
4) 日本糖尿病・妊娠学会編：妊婦の糖代謝異常　診療・管理マニュアル．改訂第2版，メジカルビュー社，2018．

chapter 2 妊娠糖尿病妊産婦と新生児のケア

3. 妊娠後期のケア

　随時血糖，空腹時血糖，ブドウ糖負荷試験(50gグルコースチャレンジテスト，75g経口ブドウ糖負荷試験；75g OGTT)などの妊婦の糖代謝異常スクリーニング検査については，学会等から示されたガイドラインに則り実施されていることと思います．本稿では，妊娠中期に随時血糖または50gグルコースチャレンジテストのスクリーニング検査を受け，75g OGTTを経て妊娠糖尿病(gestational diabetes mellitus；GDM)と診断された妊婦と胎児の妊娠後期におけるケアについて解説します．

妊娠後期の妊娠糖尿病妊婦の特徴

1 » インスリン抵抗性の増大

　GDMと診断された妊婦のケアにおいては，妊娠に伴う糖代謝の生理的変化を理解する必要があります．妊娠期には，インスリンの作用を抑制するホルモンが分泌されます．正常妊娠では，胎盤や脂肪組織から産生されるホルモンの作用によって，妊娠後期に母体のインスリン抵抗性が増大するといわれています．インスリン抵抗性とは，インスリンに対する感受性が低下し，インスリンの作用が十分に発揮できない状態を指します．インスリンの作用が障害された状態，つまりインスリン抵抗性が増大すると，インスリンが正常に作用せず血漿グルコース濃度が上昇しやすくなります．

　すなわち正常妊娠においても，妊娠後期には生理的なインスリン抵抗性の増大を反映して，糖負荷後血糖値は非妊時よりも高値を示すことになります(妊娠に伴う胎盤機能の変化と糖代謝についてはchapter 1参照)．

　2010年7月にGDMの診断基準が変更され，GDMと診断される妊婦は増加しています．これは，軽度の糖代謝異常もGDMと診断されているために，相対的にGDMの妊婦が増加しているわけですが，そのGDM例の多くは食事療法と運動療法で十分なコントロールが可能です．

　しかし，インスリン療法を導入するGDM妊婦も少なからず存在します．インスリン療法を行っているGDM妊婦の場合，妊娠経過に伴いインスリンの必要量は変化します．妊娠初期は，胎児の成長にグルコースが必要なことや，悪阻などの影響により食事量が安定せず低血糖を引き起こしやすくなるため，低血糖予防が必要です．インスリン抵抗性の増大により，妊娠後期にはインスリン必要量は増加します．分娩直前にはインスリン必要量はやや減少し，分娩直後には急激に低下するため，インスリン療法を導入している妊婦は低血糖に注意してインスリン投与量を調整します．このように，分娩が近づいた妊娠後期のGDM妊婦は，インスリン投与量の調整が必要となるため，外来や病棟でも妊娠経過に応じた指導が重要です．

chap 2 妊娠糖尿病妊産婦と新生児のケア

2 》 産科合併症

1 妊娠高血圧症候群(hypertensive disorders of pregnancy；HDP)

先述のインスリン抵抗性は、妊娠高血圧症候群にも関連しています。母体の血漿グルコース濃度が高いと、浸透圧作用によって血管内の水分量が増加し、血圧が高くなるといわれています。

2 羊水過多

胎児の血漿グルコース濃度が高くなると、浸透圧により多尿となるため羊水過多になります。

3 》 児の合併症

1 胎児発育不全(fetal growth restriction；FGR)

母体の血漿グルコース濃度が高いことによる胎盤機能不全の結果、十分な栄養・酸素供給ができないために胎児発育不全となるといわれています。

2 巨大児

糖代謝異常合併妊娠では、巨大児の頻度が増加するといわれています。胎児の成長は、在胎20週頃までの母体の高血糖が関連しています。母体の高血糖の児への影響は、その後胎児の高インスリン血症をきたし、臓器肥大や脂肪沈着量が増加した結果、巨大児になりやすくなります。「産婦人科診療ガイドライン―産科編2017」によると、巨大児は肩甲難産の頻度が上昇し、新生児仮死や分娩時外傷、脳性麻痺の危険性が高いとの報告もあります[1]。血糖コントロール不良により巨大児となった場合には、分娩後の児の低血糖や呼吸障害、多血症にも注意が必要です。

3 胎児死亡

胎児の重度な高血糖は、胎児ケトアシドーシスの要因となり、死亡率を増加させます。「産婦人科診療ガイドライン―産科編2017」によると、糖代謝異常合併妊娠では32週以降に子宮内胎児死亡(intrauterine fetal death；IUFD)の危険が高まるとされています[1]。しかし、子宮内胎児死亡に至る場合にはさまざまな要因が関与していることが多く、原因の解明が困難なこともあります。妊娠後期における胎児評価は、胎児のwell-beingを適宜評価し、早期の入院管理や適切な分娩方法の検討を行うためにも非常に重要です。

妊娠後期の妊娠糖尿病妊婦の心理状態

妊娠後期は、分娩への不安や生まれてくる胎児への期待などが、よりいっそう高まる時期でもあります。GDMの診断を受けた妊婦は、母として「赤ちゃんに申し訳ない」「どうして私が」「今後どうなってしまうのか」といった罪悪感や焦り、ときには怒りを強く感じていることもあります。突然にGDMと告げられ、考えを整理できぬままに食事療法や血糖コントロールなどが始まり、戸惑いを感じながら後期に至った妊婦も少なくありません。

産科合併症や胎児の合併症が生じた際には、分娩時期や分娩様式の急な決定、ときには高度周産期医療施設への転院や母体搬送を余儀なくされ、分娩場所への不安を抱えることもあるでしょう。

また，GDMの診断を受けた妊婦は，胎児への影響や出生後の将来の健康に影響を及ぼすのではないかと不安や罪悪感を感じることがあります．それは母親として当然ともいえる感情でもあり，GDMに限られたことではないでしょう．

妊娠後期の妊娠糖尿病妊婦への治療とケア

1 》 GDM妊婦の「感情の波」を知る

GDMと診断された妊婦に対して，私達助産師はどのようなかかわりをもつべきでしょうか．血糖コントロールや食事療法・体重管理への支援ばかりに傾倒してしまっていることはありませんか．

妊娠という特別な期間において，妊婦は喜びや期待，不安や落ち込みなどさまざまな感情の波を経験します．そのようななかで，GDMと診断された妊婦の心理面への支援が重要なことは言うまでもありません．助産実践能力習熟段階（クリニカルラダー）CLoCMiP® レベルⅢの認証を受けた助産師であるアドバンス助産師®には，「対象の心理的変化を理解し，継続的支援が行える」ことが求められます（表2-2-5）[2]．GDMではない医療者からすると，血糖コントロールや食事療法はさほど難しく感じないかもしれません．それゆえ，血糖値や体重管理がコントロール不良のケースでは，その数値の変動ばかりに気をとられてしまいがちな医療者もいます．定点的な数値の変動を「チェックする」だけではなく，対象の妊婦の生活や家族背景を理解しながら，治療に取り組んでいる姿勢そのものにも，心と目を向けていくことが重要ではないでしょうか．

表2-2-5 助産師に求められる，妊娠糖尿病（GDM）に関する助産実践能力向上のためのレベル別教育計画

レベル新人	GDMの病態と看護ケア・対応ができる
レベルⅠ	支援を受けながらGDMの初期介入が行える
レベルⅡ	GDMの初期介入が行える．対象の生活習慣に合わせた援助が行える
レベルⅢ	**対象の心理的変化を理解し，継続的支援が行える**
レベルⅣ	他職種と連携しながら，対象を妊娠期から育児期まで継続的に支援することができる．後輩への教育的支援，実践ロールモデルとしてのかかわりがもてる

〔日本助産実践能力推進協議会 編：助産実践能力習熟段階（クリニカルラダー）にもとづいた助産実践能力育成のための教育プログラム．p.88，医学書院，2015．より〕

chap 2 妊娠糖尿病妊産婦と新生児のケア

> **MEMO** 糖代謝異常合併妊娠の分娩様式・分娩方法
>
> 分娩様式や方法，時期について，糖代謝異常合併妊娠では妊娠40週以降の妊娠継続にメリットは少ないという考え方が基本です．GDM妊婦の帝王切開率は，一般的な妊婦の1.5倍であったとする報告もあります[3]．食事療法のみで血糖コントロールが良好な場合は，自然陣痛の発来を待機する管理がなされます．子宮内胎児死亡を回避するために分娩誘発を行ったり，合併症悪化や肩甲難産が予測される場合には選択的帝王切開を勧める諸外国の見解や研究結果も報告されていますが，日本においてはまだ検討の途上であり，個別に検討することが望ましいとされています．
>
> いずれの分娩様式であっても，母児の安全と安心を最優先事項とし，分娩への満足度を高められるような支援を行うことは一般の妊婦と変わりありません．

2》 妊娠糖尿病妊婦の胎児心拍数モニタリング

胎児のwell-beingを評価するうえで，胎児心拍数モニタリングは欠かせません．胎児心拍数モニタリングでは，その異常にいち早く気づき，正しく判読し，医師に報告することが助産師には求められます．GDM妊婦における胎児心拍数モニタリングの判読は通常の判読と変わりはありませんが，血糖コントロールが良好でない妊婦や妊娠高血圧症候群や羊水過少，FGRなどを合併している場合にはモニタリング所見の判読に注意が必要です．

3》 連続性のある保健指導

妊娠後期は，分娩への緊張や不安・期待が特に高まるため，産後の血糖コントロールまでは意識が及ばないことが多いように見受けられます．分娩が終了すれば，糖代謝異常は改善することがほとんどですが，将来の2型糖尿病発症のハイリスク群であることも忘れてはいけません．分娩へ主体的に臨むことができるようにサポートしつつ，産後のフォローアップの必要性や再発防止を含めたGDMの長期予後について，分娩前に妊婦自身と認識を一致させておきたいものです．産後は育児や授乳に追われ，自身の身体については二の次になることが多いため，産後と比較して心理的余裕のある妊娠後期に意識づけを行うことは，意義のあることだと考えます．

妊娠後期の保健指導は，それらの確認を行うタイミングとして良い機会となります．妊娠後期の保健指導を実施する際には，産後のフォローアップの必要性等についても言及し，産褥期・退院後の保健指導へと連続性をもたせてください（図2-2-7）．産後のフォローアップや次回以降の妊娠におけるGDMの再発予防に関する説明・指導方法については，chapter 2-②-5，6をご参照ください．

4》 GDMとメンタルヘルス

糖尿病とうつ病は相互にリスク因子となるといわれています．GDMと診断された妊婦が，どのような心理過程をたどるか，私達助産師は寄り添い見守る必要があります．

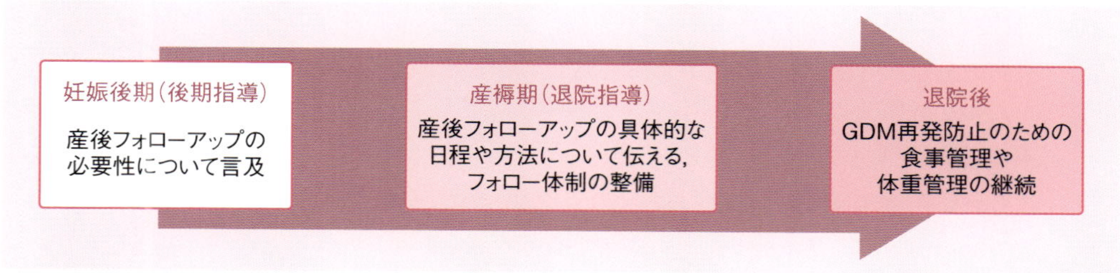

妊娠後期（後期指導）	産褥期（退院指導）	退院後
産後フォローアップの必要性について言及	産後フォローアップの具体的な日程や方法について伝える，フォロー体制の整備	GDM再発防止のための食事管理や体重管理の継続

図2-2-7　連続性のある保健指導

　GDM診断後，多くの場合は一時的に気分の落ち込みなど不調を感じることがあっても，やがて回復していきます．しかし，治療を続けるなかでも気分の不調が回復せず，一人悩み続ける場合もあります．妊娠中のうつ病のスクリーニング方法としてはエジンバラ産後うつ病質問票（Edinburgh postnatal depression scale；EPDS）の活用が推奨されています[4]．EPDSは産後うつ病のスクリーニングとして開発されましたが，妊娠中に活用することも可能です．GDMと診断された妊婦に気分的な不調が強くみられたり，長期にわたって続いている場合にはEPDSを施行することも必要です．妊娠中に施行した場合には，産後2週間〜1か月を目安に再度実施し，継続的なサポートを行うことが望ましいでしょう．

5 》》 食事療法の実際

　妊娠中の食事療法の基本は，体格・妊娠週数に応じたエネルギー量付加と食前後の血糖変動を最小限にするために分割食を取り入れることです．

　先述のとおり，妊娠後期はインスリン抵抗性が増大します．胎児の成長のために優先的に脂肪分解が進むため，食後の高血糖に加えて高脂血症（脂質異常症）になることも特徴的です．妊娠中の食事療法は，産後の食生活の基本にもなります．

1 エネルギー量

　エネルギー付加については，妊娠時期によって付加量を変更する方法や，妊娠時期にかかわらず＋200 kcalを付加する方法があります（chapter 2-②-2の**表2-2-2**参照）．妊娠後期の付加量は，妊娠時期によって付加量を変更する場合は「＋450 kcal」，妊娠時期にかかわらず付加する場合は「＋200 kcal」となります．非妊娠時BMIから考える妊娠中の体重増加量の推奨値を参考に，母体の体重減少と飢餓状態を招かない程度のエネルギー制限が必要です[5]．母体の体重増加・胎児の発育状況，血糖コントロール，ケトン体の有無をみながら状況に応じて摂取エネルギー量を調節する必要もあるでしょう．ただし，非妊娠時肥満例（BMI≧25）には基本的に付加しません．

2 分割食

　分割食は食前後の血糖変動を少なくし，良好な血糖コントロールの方法として有用です．仕事や生活のリズムを考慮しながら1日5〜6回に分けた食事を摂取します．血糖上昇に強く影響するのは糖質であるため，食品交換表[6]を活用し，主食〔食品交換表「表1」の糖質を含む食品（穀物，イモ，大豆を除く豆）〕[6]を1単位（80 kcal）ずつ減らし，減らした1単位分を間食〔食品

chap 2　妊娠糖尿病妊産婦と新生児のケア

交換表「表1」の食品や「表2」の糖質を含む食品(果物),「表4」のたんぱく質を含む食品(牛乳, チーズを除く乳製品)）[6]として摂取する方法がよいでしょう.

しかし妊娠後期になると,増大した子宮による上腹部への物理的な圧迫も加わるため,胃部不快感や膨満感などから分割食を食べることができない場合もあります.特に妊娠後期の付加をした摂取エネルギー量は思ったよりもボリュームが多く感じられます.無理に分割食を勧めるのではなく,食後血糖値は高値が続いていないか,グリコアルブミン(glycated albumin; GA)の急激な上昇がないか,などと併せて総合的に判断することが大切です.

一例として,身長156cm,非妊娠時体重54kg(BMI 22.2),妊娠32週の妊婦を例に摂取エネルギーを算出してみましょう.

- **基本の摂取エネルギー量**

  非妊娠時標準体重[身長(m)^2×22]×30kcal/kg=(1.56)^2×22×30kcal≒1,600kcal

- **付加後の摂取エネルギー量**

  BMI<25で肥満はないため,妊娠後期のエネルギー付加量「450kcal」を付加する.

  付加後の摂取エネルギー量=1,600+450=約2,000kcal(単位数としては約25単位)

- **分割食(6回)での摂取例**

  3回の食事(450kcal×3回)+3回の補食(200kcal×3回)=1,950kcal

なお,妊娠中の極端な食事制限や自己判断による食事療法は,エネルギー供給が制限され胎児の発育に影響を及ぼすおそれがあるため注意が必要です.

6》 運動療法

GDM妊婦における運動療法は,安全であることと効果的であることを前提として実施します.あくまでも補助療法の位置づけですが,運動療法を取り入れることでより良好な血糖コントロールを維持することが可能です.

妊娠期における運動強度は,適度な充実感を得られ,汗が出る程度の運動量以下とし,有酸素運動,持続性のある運動が適切とされていますが,妊娠子宮の増大により,腹部大動脈や下大静脈を圧迫し,下肢の静脈環流が悪くなることから,仰臥位での運動は避けます.

妊娠後期の妊婦に適していると考えられる運動は,ウォーキングやマタニティスイミングなどでしょう.運動だけではなく,生活の一部として買物や掃除など家事の一環としてできる運動の提案や,子宮の増大に伴う転倒に注意することなどは通常の妊娠期の運動指導と同じです(運動療法の実際についてはchapter 2-②-2参照).

助産師の役割

1》 妊婦に寄り添う

これまで述べたように,私達助産師には,妊娠期における糖代謝の特徴を理解することに加え,GDM妊婦の気持ちに寄り添うことが求められます.妊婦がどのようにGDMを受け止め理解しているのか,産まれてくる子どもの健康や自身の身体についてどのような不安を抱えてい

図 2-2-8　連携すべき他職種と，妊娠後期における共有事項の一例
そのほか，必要に応じて臨床心理士等とも連携しながら支援を行う．

るのかを知り，GDM妊婦の抱く否定的な感情も含めて，その思いを表出できるような心理的支援が必要とされます．

そして，妊娠継続のなかで食事療法や体重管理などに取り組み，今こうして分娩に臨む時期を迎えたことについて，初産婦・経産婦関係なく，いたわる言葉かけや姿勢を忘れてはいけません．GDM妊婦が漠然とした不安を抱えながら治療に臨むのではなく，妊娠各期や産後に応じた血糖コントロールの必要性，将来の糖尿病への移行リスクなどを理解したうえで，身体を大事にして無事に出産を遂げようとする前向きな気持ちに妊婦自身がシフトできるよう，支援やカウンセリングを進めていきます．

2 ≫ チームをつなぐ

妊娠・分娩とダイナミクスなライフイベントを経験するGDM妊婦への支援は，助産師のみでは成り立ちません．普段から内科(糖尿病内科)の医師や看護師(糖尿病看護認定看護師など)，糖尿病療養指導士らとともに，妊婦に関する情報共有を行います．妊娠後期，特に分娩前には，分娩管理方法の確認だけではなく，分娩時の血糖測定や食事内容・点滴管理等についても事前の指示確認が必要です．ケースカンファレンス等の機会を用いて，産婦人科医や糖尿病専門医(内科医)をはじめとする他職種との連携をより意識的に強化していきましょう(図2-2-8)．

ケアにおける注意点

対象のライフステージを理解することは看護・助産の基本です．GDM妊婦を支援するうえでも重要なことであり，妊娠期の過ごし方のみに着目するのではなく，ときにその女性のライフステージを遡り，どのような生い立ちだったかを知る必要が出てくることもあるでしょう．

また，治療には家族の支援や理解も欠かせません．GDM妊婦のライフスタイル（食生活や就労の有無，家族構成等）やキーパーソン（妊婦の支援者や理解者など）を明確にしましょう．たとえば，食事指導といっても，夫婦2人の生活における食事なのか，乳幼児や学童期の子どもを抱える生活における食事なのかによっても，食事スタイルや時間・メニュー内容は異なり，食事指導の内容は変わってくるでしょう．さらに産後は育児のリズムを作れるようになるまでは子ども中心の生活となるため，自分自身の食事リズムも乱れがちです．家族の理解と支援を受けながら，妊娠中に獲得した食生活を産後も継続できるよう意識づけも大切です．

糖代謝異常は生涯にわたって連続性をもちます．今後の母子の生活習慣病の発症・進展予防につながるという意識を念頭に，ケアに携わることが望ましいでしょう．

■ 文 献

1) 日本産科婦人科学会, 日本産婦人科医会編：CQ005-2 妊娠糖尿病(GDM), 妊娠中の明らかな糖尿病, ならびに糖尿病(DM)合併妊婦の管理・分娩は？「産婦人科診療ガイドライン―産科編2017」. p.31, 日本産婦人科学会, 2017.
2) 日本助産実践能力推進協議会編：助産実践能力習熟段階(クリニカルラダー)にもとづいた助産実践能力育成のための教育プログラム. pp.88-93, 医学書院, 2015.
3) 板倉敦夫：どのような場合に帝王切開するのですか？ 「妊婦の糖代謝異常 診療・管理マニュアル」. 日本糖尿病・妊娠学会編, 改訂第2版, p.165, メジカルビュー社, 2018.
4) 日本産婦人科医会：妊産婦メンタルヘルスケアマニュアル～産後ケアへの切れ目ない支援に向けて～. 日本産婦人科医会, 2017.
5) 前掲書3) 和栗雅子：妊娠中の食事療法はどのようにしたらよいですか？ p.99.
6) 日本糖尿病学会：糖尿病食事療法のための食品交換表. 第7版, 文光堂, 2013.
7) 川越真衣, 坂野美希子, 松尾澄佳, 他：ハイリスク妊産褥婦のケアに関わる助産師の割り切れない思いの特徴. 日本看護倫理学会誌, 6 (1)：68-74, 2014.
8) 守屋達美：JJDI web seminar 糖代謝異常妊婦に関するweb seminar 第2回 妊娠中管理 ①血糖管理と指標. 日本糖尿病・妊娠学会/ジョンソン・エンド・ジョンソン共催, 2017.
9) 前掲書8) 和栗雅子：第2回 妊娠中管理 ②食事療法・運動療法.
10) 日本糖尿病・妊娠学会編：糖尿病と妊娠に関するQ&A. 第5版, 日本糖尿病・妊娠学会, 2014.
11) 杉山 隆, 他：特集 妊娠糖尿病まるわかり 妊娠中・分娩時・産後＆新生児の管理に関する最新アプローチ. ペリネイタルケア, 37 (7)：611-671, 2018.

chapter 2 妊娠糖尿病妊産婦と新生児のケア

4. 分娩期のケア

分娩期の妊娠糖尿病妊婦の特徴

　妊娠糖尿病(gestational diabetes mellitus；GDM)の妊婦の分娩時期は，子宮内胎児死亡や肩甲難産を避けるため積極的管理法で分娩時期を考えます[1]．GDM妊婦は妊娠38〜39週頃に予定入院となりますが，合併症がなく食事療法のみで血糖コントロールが良好な場合は，予定日頃まで自然陣痛発来を待つケースもあります．

　分娩期の特徴は，陣痛が起こり胎児が生まれ，胎盤が娩出されることによって，母体のインスリン抵抗性が改善し，インスリンの需要量が急激に減少することです．助産師は母児の安全を最優先に考え出産を援助し，分娩後の母体や新生児の変化に合わせて援助する役割があると考えます．

分娩期の妊娠糖尿病妊婦の心理状態

　GDM妊婦は，GDMと診断されて以降，「自分が妊娠糖尿病になってしまい赤ちゃんに申し訳ない」「赤ちゃんへの悪影響があるのではないか」といった心配や不安な気持ちを持ち続けていることが多く，分娩期にはその不安がよりいっそう増強しています．

　筆者の経験では，GDM妊産婦やそのパートナー，家族は児の血糖値に敏感で，分娩中の血糖値の推移も気にされています．分娩進行に伴って血糖値が上昇してくると，児に影響があるのではないかとの不安も高まるため，赤ちゃんは母体の血糖値よりも低い状態であること，陣痛の痛みや胎児の下降に伴う身体のストレスによる血糖値の上昇は予想されていることを伝えます．また，インスリンを投与している妊婦にはインスリン投与により母体血糖値の上昇を抑えていることを繰り返し説明します．不安を軽減するため，胎児心拍数モニタリング等で児の状態を確認し，「赤ちゃんは元気ですよ」「有効な陣痛がきていますよ」など，細やかに状況を伝えて励ますことも大切です．

　分娩後，低血糖など児にわずかでも異常がみられると，「自分の何が悪かったのだろう」「赤ちゃんに点滴が必要になったのは私が頑張れなかったからではないか」など，自身を責めてしまう産婦は少なくありません．助産師は，お母さんも赤ちゃんも頑張ってきたことを伝え，不安や自責の思いを一人で抱え込むことのないよう援助しましょう．

chap 2　妊娠糖尿病妊産婦と新生児のケア

分娩期の妊娠糖尿病妊婦への治療とケア

1 》》入院時のアセスメント・情報収集（表2-2-6）

　GDM妊婦が予定入院で来院したら，助産師はカルテや母子健康手帳から，初期血糖値，尿検査や糖負荷検査の結果，栄養指導の内容やフォローの有無，妊娠後期の血糖値，妊娠期間中の体重増加の推移等を確認します．

　インスリン導入している妊婦には上記の産科情報に加え，糖尿病内科の治療内容，HbA1c，グリコアルブミン（glycated albumin；GA）の検査結果，インスリン投与量，血糖自己測定の回数や結果を確認していきます．糖尿病内科フォロー中の妊婦に関しては，糖尿病内科医師から分娩期の血糖測定の指示，インスリン投与の指示があるので確認していきます．

　上記の情報と併せ，妊婦の入院時の体重，腹囲，子宮底測定，浮腫の有無，レオポルド触診法での胎位，胎向等のフィジカルアセスメントと入院時のノンストレステスト（non-stress test；NST）の結果，医師の超音波検査の情報も参考に経腟分娩ができるかアセスメントしていきます（表2-2-6）．

　GDM妊婦に限りませんが，産科医師から妊婦や出産に立ち会う夫，パートナーに分娩誘発の説明があり，同意書を受け取ります．インスリン導入している妊婦は，産科医師による分娩誘発の説明に加え，糖尿病内科医師から分娩中の血糖測定やインスリン投与についての説明があります．助産師は各々の医師の説明に立ち会い，説明を受けている間の妊婦の表情や様子，質問内容等を確認します．その後，助産師はバースプランの内容を確認・共有するとともに，食事で気をつけていたこと，インスリンの種類，血糖測定に使用している機器やその使用状況，母乳育児への準備状況，医師の説明を理解できたか，他に質問がないかなどを確認します．特にGDM妊婦では，「血糖値が上がらないよう米飯を食べていない」など自己判断での過剰な節制や不適切な食生活がみられる場合もあるため，食事内容の確認は産褥期の援助につながる重要な情報です．

表2-2-6　入院時に必要な情報の一例

産科領域の情報 （食事療法のみのGDM妊婦）	糖尿病内科領域の情報 （インスリン導入中のGDM妊婦）
カルテ・母子健康手帳からの情報 ・妊娠初期〜後期の血糖値，尿検査結果 ・50gGCT，75gOGTT ・栄養指導の受講の有無と指導内容 ・妊娠期間中の体重増加の推移 ・超音波検査での胎児発育推移，推定体重，羊水量 ・糖尿病家族歴の有無 **入院時情報** ・フィジカルアセスメント ・体重，腹囲，子宮底，胎位・胎向（レオポルド触診法） ・浮腫，血圧，脈拍，呼吸 **NSTの結果** **バースプラン**	**カルテ・血糖値自己管理ノートからの情報** ・1日あたりのエネルギー摂取量 ・インスリンの種類・投与回数・投与量 ・血糖自己測定の回数・血糖値 ・HbA1c，GA **分娩期の指示内容** ・血糖測定の時間 ・スライディングスケールの有無 ・インスリン投与量 **出産後の指示内容** ・血糖測定の有無 ・インスリン投与の有無

2 》 分娩誘発の準備

分娩誘発の準備は合併症のない妊婦の場合と同様です．入院後内診で子宮頸管の熟化を確認し，子宮頸管の拡張を行い翌日の分娩誘発の準備をします．

3 》 分娩時の母体血糖管理

GDM妊婦の場合，新生児低血糖予防のため分娩時の母体血糖管理が重要です（図2-2-9）．分娩時の母体血糖管理については施設によって対応が異なりますが，対応の一例を紹介します．

食事療法のみで対応してきたGDM妊婦は，一般的には分娩終了まで血糖測定は行いませんが，低血糖や何らかの症状がみられた場合は血糖値を測定し産科医師に報告します．分娩誘発剤は5％グルコース500mLの点滴に混注し，モニターで陣痛や児心音の状況をみながら指示に従い投与していきます．食事摂取が可能な産婦には食事摂取を促し，陣痛の痛みで食べられないのか，血糖値の上昇が心配で食べるのを控えているのか等，分娩中でも食事の摂取状況を確認していきます．分娩が進行してくると，産婦は潜伏期では食べられていた食事が摂取できなくなり，陣痛の痛みが増強して陣痛発作時に身体を大きく動かし汗をかきながら痛みを乗り越えていくので，脱水にならないよう水分摂取を促します．

インスリン導入中の妊婦には，糖尿病内科医師から血糖測定の時間，血糖の値によってインスリンを投与していくスライディングスケールの指示があります（表2-2-7）．分娩誘発中の血糖値は，70～120mg/dLを目標にコントロールしていきます[1]．早朝からブドウ糖加酢酸リンゲル液ソリューゲン®G 500mLを80mL/hで投与開始，内診し，子宮頸管の熟化が不十分な場合にはラミナリア桿等により開大させた後に子宮頸管拡張器（ネオメトロなど）を挿入します．ネオメトロ挿入1時間後から酢酸リンゲル液ソリューゲン®F 500mLに誘発剤を混注してモニターで児心音，陣痛の状況を確認しながら指示に従い点滴を増量していきます．分娩が進行し，陣痛の痛みが増強してくると，痛みのストレスで血糖値が上昇してくる場合があります．

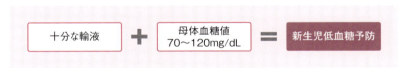

図2-2-9 分娩期の援助と目標

表2-2-7 定期インスリン中止の場合の
　　　　 スライディングスケールの一例

- 定期インスリン中止
- 分娩時血糖測定（3時間ごと）
  　血糖値150mg/dL↑……ノボラピッド®2単位
  　血糖値200mg/dL↑……ノボラピッド®4単位

インスリン導入中の妊婦には糖尿病内科医師より，血糖測定のタイミング，インスリン投与のスライディングスケールの指示がある．投与されるインスリン（ノボラピッド®）は超速効型インスリンであり，投与直後から約3時間血糖値を下げる作用があるため，血糖値はほぼ3時間おきに測定する．

血糖測定の時間になったら陣痛間歇時に測定を行い，産婦と夫に値を報告します．血糖値の測定は児の娩出まで継続します．

4》 分娩後の血糖管理

1 褥婦の血糖管理

　児および胎盤の娩出後はインスリン抵抗性が改善されるため，分割食等の食事療法のみで血糖をコントロールしてきたGDM妊婦は3回食に戻します．

　食事療法のみで血糖管理を行ってきた軽度のGDM産婦には一般的には分娩後の血糖測定は行いません．インスリン導入していたGDM産婦では原則として定期インスリンは中止しますが，妊娠中の血糖コントロール状況によってはまれに産後も継続的に血糖測定が必要なケースがあるため，分娩室を退出する前に説明します．

2 新生児の血糖管理

　新生児の血糖測定については，妊娠中の血糖管理方法を問わず同様に行います．呼吸・循環・体温が安定したことを確認し，30分以内に足底採血で血糖値を測定します．その後，生後1～4時間まで血糖値を測定し，いずれの時間も血糖値50mg/dL未満の場合，新生児科医師に報告します．母親や家族は新生児の血糖値に異常がないか心配しているため，血糖値は母親や家族にも伝え，次の血糖測定まで母児早期接触で過ごせるのか等について丁寧に説明をしていきます．

　血糖値が60mg/dL未満の場合，全身状態が良好ならば5％ブドウ糖10mLを経口摂取します．経口摂取不可の場合等は新生児科医師に相談します．生後3～4時間にかけて血糖値が上昇傾向にあり，血糖値が60mg/dL以上であれば血糖測定は終了となります．新生児の血糖値や一般状態が落ち着いていれば，早期母児接触や初回直接授乳も可能です．

助産師の役割

1》 妊産婦に対する役割

　GDM妊婦に限らず，助産師には妊産婦との信頼関係の構築が求められます．そのためには，GDM妊婦が継続してきた食事療法や体重管理の大変さ，児への思いを理解することが重要です．血糖自己測定やインスリン注射を継続してきた妊婦は，胎児や自身の身体に対して不安を感じています．妊婦と家族が持参したバースプランを確認し，分娩誘発の手順，分娩中の血糖コントロール，新生児の血糖測定等について説明し，不安の軽減に努めます．

　陣痛が強くなり，血糖測定やインスリン投与が産婦自身でできない場合は，助産師が代わりに行います．陣痛間歇時に素早く血糖測定・インスリン投与を実施するための看護技術を習得していることは産婦と家族に安心感を与えます．

2》 新生児に対する役割

　新生児の血糖測定は，母親と父親の前で行う場合が多いため，不安を感じさせないように助産師には血糖測定の技術や，測定値を両親にわかりやすく伝えるための知識が求められるとと

もに，穿刺に伴う啼泣時のケアなど新生児への配慮も必要となるでしょう．

3 》 他職種に対する役割

分娩期は，産科医師と助産師で分娩経過をみています．糖尿病内科医師は電子カルテで分娩中の血糖値やインスリン投与状況等を確認しているため，助産師は定期的に電子カルテのパルトグラムにそれらの情報を記載していきます．出生後にはじめて測定した新生児の血糖値は新生児科医師に報告します．

ケアにおける注意点

先述したように，GDMでは食事療法のみで血糖をコントロールする場合から，食事療法に加え血糖自己測定を継続する場合，インスリンを導入する場合までさまざまですが，食事療法のみを行ってきた軽度のGDM妊婦であっても，胎児への影響について不安をもっています．分娩中，児心音の低下などがみられると「私が妊娠糖尿病だからですか？」「私の妊娠中の血糖値が高かったからですか？」と尋ねる産婦さんがいらっしゃいますが，分娩進行中の児心音の低下，微弱陣痛等はGDMとは関係ないことを説明し，安心して分娩していただけるように援助しましょう．

一方で，比較的軽度なGDM妊婦から出生した児が低血糖になり，GCUに入院になるケースもあるため，軽度の糖代謝異常であっても油断せず，新生児の血糖測定や血糖管理を実施しましょう．

文 献

1) 日本産科婦人科学会，日本産婦人科医会編：CQ005-2 妊娠糖尿病(GDM)，妊娠中の明らかな糖尿病，ならびに糖尿病(DM)合併妊婦の管理・分娩は？「産婦人科診療ガイドライン―産科編2017」，pp.29-31，日本産科婦人科学会，2017.
2) 日本糖尿病・妊娠学会編：妊婦の糖代謝異常 診療・管理マニュアル．改定第2版，pp.158-163，pp.190-192，メジカルビュー社，2018.´

chapter 2　妊娠糖尿病妊産婦と新生児のケア

5. 産褥期のケア

　本稿では，出産直後から1か月健診までの産褥期の妊娠糖尿病(gestational diabetes mellitus；GDM)の褥婦と児のケアについて解説します．

産褥期の妊娠糖尿病褥婦と児の特徴

1 » 母 親

　GDM母体の糖代謝異常は，胎盤娩出直後より改善するとされています．そのため，妊娠中にインスリン療法を行っていた場合は分娩後中止とし，血糖自己測定(self-monitoring of blood glucose；SMBG)も必要ないとされています[1,2]．一般的に産後の耐糖能評価は退院後の1か月健診で行うこととなります．これは裏を返せば，母親は妊娠中に頑張ってきた栄養管理，運動，場合によってはSMBGやインスリン療法から解放されることを意味します．

　また，産後の食事も一般妊婦と同じエネルギー量で良いとされており，授乳をする場合はさらに＋350kcal[3]となり，1日の摂取エネルギー量は2,000kcal以上(活動量が低い非妊娠女性の推定エネルギー量が1,650kcalのため)で設定されます．妊娠中に栄養指導を受けてエネルギー量や食事内容を管理してきた母親は，「わが子のために頑張る」といった妊娠中の動機もなくなり，抑えていた食事への気持ちが緩みやすくなります．出産に伴うお祝い事が重なることからプレゼントされたお菓子等を食べる機会も増えます．さらに授乳により不規則な時間帯に空腹感を感じるため間食をする可能性が高まり，退院後に実家に帰る場合は「産後なのだからいっぱい食べなくちゃ」と家族から促されることも考えられます．そのため，母親が産後もセルフケアを継続していけるような対策が必要となります．

2 » 新生児

　糖尿病母体(妊娠前から糖尿病を合併している母親)から出生した児は，出生後にさまざまな合併症を発症することが知られています．同様に，GDM母体から出生した児についても新生児低血糖，呼吸障害，多血症，高ビリルビン血症などの合併症を発症する可能性があります．

　GDM母体から出生する児において，もっとも頻度が高い合併症は新生児低血糖です．正常な新生児でも出生後は一過性に血糖値の低下が認められますが，たいていは正常な血糖値で推移します．しかし，GDM母体から出生した新生児は，胎児期に母体から過剰に供給されるグルコースに対応するため，胎児自らインスリンを分泌することで血糖の上昇を防いできました．出生後は母体からのグルコース供給が途絶えますが，新生児によるインスリンの分泌は続きます．そのため，血中のインスリン濃度が高い状態(高インスリン血症)に起因する低血糖が引き

起こされます．また，新生児のインスリン分泌が落ち着くまでには数時間から数日間かかるとされており[4]，GDM母体から出生した新生児はより血糖が低下しやすく，長く持続する可能性を考慮して低血糖症状に注意して観察する必要があります．

産褥期の妊娠糖尿病褥婦の心理状態

　先述のとおり，GDMと診断された妊産婦は妊娠中，「わが子のために頑張る」という強い動機をもって血糖管理に取り組むことができますが，産後は糖代謝異常が改善することもあり，気持ちが緩みやすくなります．また，育児が開始されると母親の関心は児へと移っていくため，自分自身がGDMであったという意識も薄らいできます．

　一方，児に対しては，GDMが児に及ぼす影響について説明を受けているため，自分自身だけではなく，わが子への責任を感じながら妊娠期を過ごし，産後も「健康な児を出産できたか」という不安を抱えています．たとえば，多くの施設ではGDM母体から出生した児へのルーチンケアとして出生直後の児の血糖値を測定しますが，児の皮膚を傷つけ採血する必要があるため，母親の目には痛々しく映る可能性があります．児が元気であれば，手足をよく動かすことで採血部位がシーツなどにこすれ出血し，その血液に驚かれる母親や家族もいます．

　母親がそのような児の様子を見ることで，GDMを患った自分を責めたり，ときには健康な児を出産できなかったという思いをもってしまうことが考えられます．母親が大変な時期を乗り越えて無事に児を出産まで育んだこと，また，児の血糖測定は母児が大きな問題なく退院に向けて過ごすために必要な処置であることなどを十分に説明し，母親やその家族の不安を軽減できるよう支援することが大切です．

産褥期の妊娠糖尿病褥婦と児への治療とケア

1 》 母体の血糖管理

　分娩とともに血糖管理は中止となりますが，産後も糖代謝異常が継続する例があるため[5]，そのような褥婦をピックアップできるよう産後の耐糖能評価が行われます．GDM既往女性は将来的に2型糖尿病を発症するリスクが高いため，これらの事実を念頭において，助産師は妊娠中の努力を労いつつ，妊娠中とは異なる産褥期のセルフケアへの動機を示し，糖尿病発症予防に向けて母親のセルフケア能力を高められるよう，必要があれば家族も含めた支援を行います．支援においては，将来糖尿病を発症してしまうことが悪いかのように受け止められる指導ではなく，生涯を家族と健康に楽しく過ごしていくためのセルフケアとして取り組んでいけるよう，支援の方向性を慎重に考えて進めましょう．

2 》 母体の体重管理

　肥満は糖尿病のリスク因子であることは周知の事実です．一般的に，女性は妊娠すると体重が増加します．妊娠中の体重の増加に関してはガイドライン等で指標が設けられていますが（chapter 2-①-3参照），出産後の体重管理については具体的な指標がありません．

耐糖能異常の人を対象とした研究において，食事や運動など生活習慣の変容を促す介入により体重減少に成功すると，2型糖尿病の予防になりうることが示唆されています[6, 7]．GDMは耐糖能異常であることから，女性が産後に体重管理をすることも糖尿病発症予防につながると考えられます．実際に，GDM既往女性を対象に産後に生活習慣の変化を促す介入をすることで産後の体重減少に効果があったとする報告もあります[2]．妊娠中に増えた体重をいつまでに戻せばよいかの明確な指標はありませんが，産後の体重減少を追跡した報告[8, 9]が参考となります．本報告の結果をふまえると，妊娠前BMI 25以下の女性は産後3～12か月の間に非妊娠時体重に戻し，妊娠前BMI 25以上の女性は産後3～12か月の間にBMI 25以下を目指すことが一つの指標となります．また福井[10]は，「妊娠中に糖代謝異常を指摘された女性は，2型糖尿病になりやすい．従って，妊娠中に増加した体重は産後6カ月に，もとの体重に復していることが望ましい」としています．BMIが1～2増えるとGDM発症リスクが2倍になるとされるため[*1]，次子の妊娠を検討している女性にとっては特に体重管理が重要です．さらに，妊娠前に肥満であった女性は，妊娠期間中にBMIを2以上減少させることがGDM発症予防につながるとの報告もあります[11, 12]．

妊娠中に取り組む食事療法や運動療法同様，GDMとなったことが，妊娠前からの生活習慣を見直し，産後も自身の体重管理を継続するきっかけや動機になると考えられます．

3》》 新生児の合併症への対応

先述のとおり，GDM母体から出生した児はさまざまな合併症を発症する可能性があります．助産師が臨床で出会うことが多い児の合併症とその対応例を紹介します．

① 呼吸障害

胎児が高血糖状態にさらされることで肺胞上皮機能の成熟が遅れ，正期産児であっても肺サーファクタントの欠乏による新生児呼吸窮迫症候群（respiratory distress syndrome；RDS）を発症する可能性があります．また，RDSではなくても新生児一過性多呼吸や無呼吸発作を合併する頻度も高いとされています．

出生直後から呼吸障害の出現を考慮しながら児の状態を観察し，新生児蘇生法（neonatal cardiopulmonary resuscitation；NCPR）のアルゴリズム[13]に則って児の呼吸状態を評価し，その評価に応じた処置をしていきます．状態が安定した後も，経過観察としてパルスオキシメーターなど簡便で非侵襲的な方法を用いて継続的な観察をしてもよいでしょう．

② 低血糖

GDM母体から出生する児において，もっとも頻度が高い合併症です．新生児の低血糖症状（**表2-2-8**）は低血糖に特異的なものではないため，新生児の状態観察とともに血糖測定を行い状態判断する必要があります．日本糖尿病・妊娠学会[14]は，生後2時間までに30分ごとに血糖測定し管理することを示しています．新生児の低血糖の診断基準についてはいくつかの報告がありますが，臨床では慣習的に全血の血糖値が40 mg/dL以下（血漿では45 mg/dL）で治療を

[*1] 30代女性の平均身長（158.6 cm）で算出すると，1 BMIは2.5 kgとなる．つまり体重が2.5～5 kg増えるとGDM発症リスクが2倍になると解釈できる．

開始し，50mg/dL以上を維持することを目標としていることが多い[15]ようです．

出生直後は特に問題がない場合でも，新生児の血糖値の一過性の低下や児の出生体重，母親の妊娠中の血糖コントロール状況などを考慮し，今後低血糖となる可能性があると判

表2-2-8 新生児の低血糖症状の一例

・発汗	・哺乳意欲低下
・頻脈	・筋緊張低下
・振戦	・無呼吸
・易刺激性	・チアノーゼ

断されたら，新生児に哺乳意欲がみられる場合は早期授乳（母乳に限らず糖水やミルクも考慮する）を開始し，血糖値が改善するか試みてもよいでしょう．その際も適宜血糖値を測定し，児の低血糖が改善しているか，正常血糖値を維持できる安定した状態になっているかを確認します．また，哺乳状況を観察し，児が低血糖を招かない状況にあること（母乳育児であれば十分に飲めている，ミルクの補足が適当であるなど）を確認できるまで母児への支援が必要となります．

出生直後で経口哺乳が困難で低血糖となる場合は，ブドウ糖の輸液を開始し，正常な血糖値の維持に努める必要があります．その際，生まれたばかりのわが子が点滴を受けている姿は母親やその家族にとっては衝撃的で，大きなショックを受けられます．児の状態，治療の必要性を十分に説明するとともに，治療中であっても母児が触れ合えるように支援することが大切です．

3 多血症

胎児期に高血糖状態にあることで，多尿・頻尿となり血液濃縮が生じて多血症になります．さらに，胎盤機能が低下していた場合には母体からの酸素供給の低下[16]，胎児の高インスリン血症による代謝の亢進に伴う胎児酸素需要量の増加[17]などから，胎児は赤血球を増やして代償するために多血症になります．

多血症では，壊れる赤血球の数が多いことから血液の粘度が高まり過粘稠度症候群となります．重篤な状態に陥ると，血栓による臓器障害や血小板減少による出血傾向がみられます．また，多血症は高ビリルビン血症（後述）や低血糖，呼吸障害，低酸素のリスクにもなります．

診断は容易で，ヘマトクリット値（Ht）が60％をこえ，かつ過粘稠度症候群の症状がある場合，もしくはHt 65％以上の場合は部分交換輸血による治療の適応となります．Htは毛細血管による検査では値が高めに出るため，確定診断のためには静脈血のHt値を測定します．

多血症に対しては，まず過粘稠度症候群の予防に努めることが重要であり，新生児の哺乳状況，黄疸の出現，排泄状況を確認し，多血症の症状に注意します．

4 高ビリルビン血症

ビリルビンは赤血球が壊れる際に産生されます．前述の多血症や肝機能の未熟性，また巨大児の場合は分娩時の頭血腫や皮下出血といった分娩外傷によりビリルビンの産生が増加し，血中のビリルビン値が正常な範囲をこえると高ビリルビン血症になります．重症化すると核黄疸を引き起こすため，一般的には皮膚黄疸計を用いて黄疸のスクリーニングを行います．出生日数に応じた基準値をこえている場合は静脈血から血中ビリルビン濃度を測定し確定診断を行います．

治療は，血中ビリルビン濃度に応じて光線療法か交換輸血となりますが，多くの場合は光線療法による管理となります．血中のビリルビンは出生後徐々に高まり，日齢4〜5日頃にピークになることから，母親は昨日まで問題がなかったわが子が急に発症した感覚になり，自分の

それまでの育児が良くなかったのではと自分を責めることがあります．また，光線療法を開始すると，施設によっては児の管理のために母児分離が生じます．さっきまでそばにいた児から引き離されることになり，よりいっそう母親の不安を増強させることにつながりかねません．

母親やその家族には，どのような機序で新生児に高ビリルビン血症が生じるのかを説明し，母親に責任はないことを理解してもらいましょう．母児分離の際は可能な範囲で母児の接触を図り，母親がわが子のそばにいられるように工夫しましょう．また，光線療法では光から保護するために児の目を覆う必要があり，さらに児はオムツだけとなります．その姿が母親には痛々しくみえるため，治療による苦痛はないことや目を覆う必要性，児のベッドの環境整備を行いましょう．

助産師の役割

1 》 入院中の支援

1 母乳育児支援

GDM既往女性において，母乳育児による糖尿病発症予防効果が報告されています[18]．長期の母乳育児が母親の糖代謝異常を減少させること，また児にとっても母乳栄養が将来の肥満リスクを減少させる[19]ことがわかっています．このことから，母乳育児を確立できるよう支援することが有用であると考えられます．しかし同時に，GDM既往女性による母乳育児率がそうでない女性よりも低いことも報告されています[20]．

母乳育児はGDM既往女性に限らず，母親にとって負担と感じられることがあります．基本的に，母乳育児をどのように育児に取り入れるかは母親自身が選択します．助産師として母乳栄養の利点について情報を提供しながらも，母親が過度な負担を感じずに，納得した形で母乳育児ができるよう支援しましょう．

2 退院指導

産後の母親は入院中，児の育児だけでなく自身の診察，児の診察，沐浴指導や哺乳指導など短期間に予定がぎっしりと詰まっています．そのなかで，GDMと将来の糖尿病を発症するリスク，予防などについてしっかりと説明，指導する時間を確保することは容易ではありません．また，多くの施設では複数の褥婦を対象とした集団での退院指導が実施され，正常な経過をたどった褥婦を対象とした指導内容となるため，GDM既往女性の退院後のセルフケアにつながる情報が不足しています．そこで，GDM既往女性には入院期間の計画に個人指導を組み込み，必要な情報を確実に伝えることが望まれます．GDM既往女性に伝えるべき情報としては以下のような内容が考えられます．

- 将来的な糖尿病発症リスク
- 発症の早期発見・早期対応のためのスクリーニングの重要性
- 生活習慣の見直し
- 次の妊娠を考えている場合，妊娠前の血糖管理の重要性
- 1か月健診以降の糖尿病管理の窓口

特に，次の妊娠を考えているGDM既往女性には，今後糖尿病を発症し，発症を認識しない

まま次の妊娠をした場合，妊娠初期の血糖コントロール不良に起因する児の形態異常が生じるリスクなども説明しておくことが大切です．

また，1か月健診までは確実に産科で母親をフォローすることになりますが，それ以降は産科の対象となりません．母親がどこにアクセスし，スクリーニング検査を受けていくかについて一緒に考えることも重要です．

3 家族指導

GDM既往女性のなかには，自身が糖尿病になったことにショックを受けるとともに，GDMと診断されたことを家族に知らせない方もいらっしゃいます．また，家族によっては糖尿病に対して悪いイメージをもっている場合があり，母親を責めるような言動がみられるかもしれません．このような環境では，退院後のセルフケアで家族からのサポートを得にくくなってしまうため，母親と相談し，GDMという事実を家族に伝えられるよう支援することも考えられます．また，家族への指導の機会を設け，GDMについて正しい知識を得ていただくのも良いかもしれません．

しかし，母親が家族には絶対に知られたくないという思いをもっている場合は，母親の意向を尊重してGDMであることは伏せたうえで，家族に対して産後の母親にできるサポート（食事の工夫や産後のフォローアップについてなど）を指導してみても良いでしょう．

2》 退院後から1か月健診までの支援

母親は退院後，育児中心の生活となるため，自身のセルフケアに関する悩みの訴えが少なくなる[21]といわれています．2週間健診，1か月健診などの受診の機会を活用し，母親の意識が薄れている頃に，「育児に追われてしまう時期だけれど，自分自身も労わってほしい」と話しかけてみましょう．この時期の母親の環境は，自身の育児の確立や，家族が増えたことによって変化する自身の役割，家族関係の構築など，めまぐるしく変動しています．そこに医療者が糖尿病，糖尿病としつこくリマインドを重ねることは母親にとってストレスとなりかねません．母親が素直に話を聞ける状態にあるかを観察・確認し，母親にとって最優先のクライシスに対処しつつ，上手に支援していくよう心がけましょう．

3》 1か月健診における血糖測定

GDM既往女性の産後の支援における課題として，フォローアップ率の低さが指摘されています．1か月健診は産後の女性が必ず受診するため，この機会に耐糖能評価を実施する施設も多くあります．しかし，1か月健診の時点での結果が正常であっても，継続したフォローアップが重要であることを説明し，女性がその重要性を認識して受診行動につながるように支援しましょう．1か月健診を終えると産科との関係が途絶える場合がほとんどですので，貴重な機会として活用しましょう．

⟋ ケアにおける注意点

正常な経過をたどっている妊婦と比較して，GDM既往女性は妊娠中に発症が確認されてか

らさまざまな指導を受け，食事に注意し，運動を取り入れ，SMBGやインスリン療法を行うなど頑張ってきた背景があります．そのため，産後はGDM既往女性にとってはやっと安心して肩の力が抜ける時期にあるともいえます．このような時期に再び多くの指導が入ると，反発や抵抗を感じることは想像できます．助産師は，まずは母親の努力と頑張りを称え，母児が無事に出産を迎えられたことを一緒に喜び，また母児が生涯健康で楽しく過ごせることを目的にかかわるようにしましょう．

そのためにも，助産師としてGDMの管理や産後の指導に必要な知識を身につけ，自信をもって母親とかかわりましょう．産褥期は，母親にとって病院を離れた後どのように行動すべきかを知る貴重な機会です．この貴重な時期に母親とかかわる立場にある助産師が果たす役割の重要性を認識し，母児の生涯の健康につながる有意義な時間となるよう支援しましょう．

■ 文 献

1) 難波光義, 杉山 隆編：妊娠と糖尿病 母児管理のエッセンス. pp.208-209, 金芳堂, 2013.

2) Hu G, Tian H, Zhang F, et al：Tianjin Gestational Diabetes Mellitus Prevention Program: study design, methods, and 1-year interim report on the feasibility of lifestyle intervention program. Diabetes Research and Clinical Practice, 98 (3)：508-517, 2012.

3) 厚生労働省健康局がん対策・健康増進課栄養指導室：「日本人の食事摂取基準(2015年版)策定検討会」報告書. pp.349-351, 厚生労働省, 2014.

4) Alan L：新生児の低血糖.「MSDマニュアルプロフェッショナル版」https://www.msdmanuals.com/ja-jp/プロフェッショナル/19-小児科/新生児における代謝, 電解質, および中毒性障害/新生児の低血糖(2019/7/1アクセス)

5) 井上 茂, 堀 大蔵：産後の耐糖能評価法と母親のフォローアップ法は？「妊婦の糖代謝異常 診療・管理マニュアル」. 日本糖尿病・妊娠学会編, 改訂第2版, p.193, メジカルビュー社, 2018.

6) Pan XR, Li GW, Hu YH, et al：Effects of diet and exercise in preventing NIDDM in people with impaired glucose tolerance. The Da Qing IGT and Diabetes Study. Diabetes Care, 20 (4)：537-544, 1997.

7) Tuomilehto J, Lindström J, Eriksson JG, et al：Prevention of type 2 diabetes mellitus by changes in lifestyle among subjects with impaired glucose tolerance. The New England Journal of Medicine, 344 (18)：1343-1350, 2001.

8) Ehrlich SF, Hedderson MM, Quesenberry CP Jr, et al：Post-partum weight loss and glucose metabolism in women with gestational diabetes：the DEBI Study. Diabetic Medicine, 31 (7)：862-867, 2014.

9) Kew S, Ye C, Hanley AJ, et al：Cardiometabolic implications of postpartum weight changes in the first year after delivery. Diabetes Care, 37 (7)：1998-2006, 2014.

10) 前掲書5) 福井トシ子：産後の食事療法とその支援は, どうしたらよいですか？ pp.182-184.

11) Sorbye LM, Skjaerven R, Klungsoyr K, et al：Gestational diabetes mellitus and interpregnancy weight change：A population-based cohort study. PLOS Medicine, 14 (8)：e1002367, 2017.

12) Ehrlich SF, Hedderson MM, Feng J, et al：Change in body mass index between pregnancies and the risk of gestational diabetes in a second pregnancy. Obstetrics & Gynecology, 117 (6)：1323-1330, 2011.

13) 細野茂春監修：日本版救急蘇生ガイドライン2015に基づく新生児蘇生法テキスト. 第3版, メジカルビュー社, 2016.

14) 前掲書5) 楠田 聡：糖代謝異常妊婦から生まれた新生児の管理の留意点は？ p.191.

15) 森岡一朗, 上谷良行：新生児低血糖の概念と定義. 周産期医学, 33 (5)：586-588, 2003.

16) 森川 守：妊娠糖尿病の病態生理 妊娠に伴う糖代謝の変化と母児の合併症も含めて. ペリネイタルケア, 37 (7)：612-616, 2018.

17) 末永英世：新生児：糖尿病合併妊娠：児の予後. 周産期医学, 46 (7)：903-905, 2016.

18) Gunderson EP, Hedderson MM, Chiang V, et al：Lactation intensity and postpartum maternal glucose tolerance and insulin resistance in women with recent GDM：the SWIFT cohort. Diabetes Care, 35 (1)：50-56, 2012.

19) Arenz S, Rückerl R, Koletzko B, et al：Breast-feeding and childhood obesity—a systematic review. International Journal of Obesity and Related Metabolic Disorders, 28 (10)：1247-1256, 2004.

20) Nguyen PTH, Binns CW, Nguyen CL, et al：Gestational diabetes mellitus reduces breastfeeding duration: a prospective cohort study. Breastfeeding Medicine, 14 (1)：39-45, 2019.

21) 福島千恵子, 岩佐成子, 永野弘美, 他：産褥期における糖代謝異常女性への援助 母乳外来の現状と今後の課題. 糖尿病と妊娠, 9 (1), 65-70, 2009.

chapter 2 妊娠糖尿病妊産婦と新生児のケア

6. 産後のケア

退院後の妊娠糖尿病既往女性と児の特徴

1 ≫ 母 親

　出産後，妊娠糖尿病（gestational diabetes mellitus；GDM）褥婦の糖代謝は，多くの場合いったん正常に戻ります．妊娠期のインスリン抵抗性の発現は，胎児へのエネルギー供給と母体のエネルギー蓄積の保障を目的とした生理的なメカニズムです．インスリン抵抗性は，ヒト胎盤性ラクトゲン，エストロゲン，プロゲステロン，プロラクチンなどの胎盤性ホルモン，コルチゾール，アディポカイン等が関与していると考えられています．分娩後は胎盤娩出によって胎盤からのホルモン分泌が途絶えるため，インスリン抵抗性は低下し，糖代謝は正常化します（chapter 1 参照）．

　しかし，分娩後も糖代謝異常が遷延する例があり，また，いったん改善しても将来の2型糖尿病発症リスクや次子妊娠時のGDM再発リスクは高くなります．メタアナリシス[1]の結果から，GDM既往女性が2型糖尿病を発症する相対危険度は7.43と高く，糖代謝正常であった女性に比べ，7.43倍2型糖尿病を発症しやすいことが報告されています．また，産後10年間でGDM既往女性の15％以上が2型糖尿病を発症することもわかっています．

　GDM既往女性では，以下の要因が糖尿病発症リスク因子となることが報告されています[2〜4]．

- 妊娠前：肥満，家族歴，年齢，人種（アジア，アフリカ，ヒスパニック）
- 妊娠中：空腹時高血糖，2時間後血糖値（75gOGTT）高値，HbA1c高値，インスリン分泌低下，GDMの診断時期（早期），インスリン使用
- 分娩後：肥満，産後早期の75gOGTT異常，出産からの期間　など

これらのリスクをもつGDM既往女性は2型糖尿病の発症率が高く，特に肥満は最大のリスク因子といえます．妊娠中の糖代謝異常は，明らかに将来の糖尿病発症リスクを高めるため，産後のフォローアップの必要性について医療者ならびに母親が正しく認識することが重要です．

　また，GDM女性の次子妊娠時のGDM再発率は30〜84％であり，再発率は人種によって異なることが報告されています．メタアナリシスの結果（18試験，19,053人），GDM再発率は48％（95％CI 41-54％），アジア女性の再発率は54％（95％CI 34-74％）であり，また初産より経産婦のほうが再発率が高い（初産40％，経産73％）ことが報告されています．

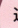 新生児

　GDM妊婦では，胎盤を通して大量のブドウ糖（グルコース）が胎児に移行します．そのため，胎児は慢性的な高血糖となり，それによって膵臓が刺激され，児のインスリン分泌が亢進して

表2-2-9　母体糖尿病児（IDM）に合併する疾患とその頻度

合併疾患名	インスリン依存型のIDM		妊娠糖尿病のIDM
呼吸障害	30%		10%
低血糖症 （症候性）	60% （20%）		16% （10%）
低カルシウム血症	25%		15%
多血症	40%		30%
高ビリルビン血症	50%		25%
心不全	10%	（17%）*	?
腎静脈血栓症	?	（2.4%）*	?
一過性血尿	8%		8%
先天性奇形	10%		3%

＊：両型のIDMを含めた頻度.
(Hollingsworth DR：Pregnancy, diabetes and birth：A management guide. Williams & Wilkins, 1984. より引用・和訳)

います．児の高インスリン血症はさまざまな問題を引き起こします[5]（**表2-2-9**）．たとえば，大量のブドウ糖の移行による高インスリン血症の結果，遊離脂肪酸がエステル化され，積極的に脂肪に変えられることによって巨大児となり，脂肪の蓄積のみならず，肝臓，脾臓，心臓などの肥大や増殖が認められます．また，母体の高血糖が長く続き，また高値であればあるほど，胎児の高インスリン血症傾向も強まり，低血糖の発生頻度や重症度も高まります．児の低血糖は低カルシウム血症の要因ともなります．さらに，児の高血糖の持続によりヘモグロビンが糖化ヘモグロビン（HbA1c）となり，組織での低酸素症が強まり多血症を引き起こします（chapter 2-②-5参照）．このように，GDM妊婦から生まれた新生児は出生時の状態が良好でも，ハイリスク児として継続的な観察が必要です．

退院後の妊娠糖尿病既往女性の心理状態

　産後6〜8週間は，身体的には妊娠前の状態に回復するために休息が必要な時期です．しかし，慣れない育児や夜間の授乳によって睡眠不足や疲労感が蓄積し，ともすると身体的・精神的に追いつめられてしまいます．適切な体重管理や糖尿病の発症予防のためには，産後も適切な食事療法を継続していくことが望ましいとはいえ，このような状況のなかで食事療法を継続することは容易ではないでしょう．さらに，産後に実家等へ里帰りしている場合は，食事の準備等をしてくれる家族にGDMであると伝えることに抵抗があったり，家族に遠慮して食事についての希望を伝えられない場合も考えられます．

　GDM既往女性やその児，家族は，これから将来にわたって糖尿病を予防するライフスタイルをつくっていく途上にあります．自分を追いつめず，ゆったりと生活をつくっていくこと，長期的な展望をもつことが重要です．子どもとの大切な時間を楽しく過ごすことがすべての要となります．

退院後の妊娠糖尿病既往女性と児への治療とケア

1 》 GDM 既往女性のフォローアップ体制の確立

　GDM既往女性は将来的に2型糖尿病発症のリスクが高いことは本書において繰り返し述べられているとおりです．2型糖尿病患者数は推計約1,000万人であり〔平成28年 国民健康・栄養調査(厚生労働省)による〕，心筋梗塞，脳卒中，神経障害，壊疽，糖尿病性腎症など重篤な合併症を併発します．GDMの既往を将来の糖尿病リスク因子として否定的にとらえるより，GDMの発症をきっかけとして2型糖尿病予防策を講じることができるととらえることによって，長期的に健康を維持する視点では有益であると考えられます．

　GDM既往女性と新生児は，退院後の定期的なフォローアップと支援が必須です．しかし，定期的なフォローアップの実現に向けては，さまざまな障壁が存在することが報告されています．特に，医療者のもつ障壁に加え，医療体制の障壁が大きいことが強調されています．医療体制の障壁としては，GDMにかかわるマンパワーの不足，標準化されたケアプロトコルの不備，医療費，医療連携体制の問題[6]があげられます．

　また，GDM既往女性がフォローアップを受けることへのそのほかの障壁として，情報や教育不足，受診時の待ち時間の長さ，受診ごとに異なる医療者が対応すること，一貫性のない助言，女性の状況に合わない運動プログラム，適切なインターネットサイトを知らない，パートナーや家族，職場のサポート不足，GDM既往女性のサポートグループが活用できないなどさまざまな要因があげられています[7]．これらの障壁を取り除き，GDM既往女性のフォローアップを促進するためのポイントを表2-2-10に示します[7]．GDM既往女性が自ら健康を志向するようになるためには多面的な戦略が必要です．

　退院後の母児への支援としては，産後ケア事業など地域の支援機関の活用があげられます．産後ケア事業は，分娩施設退院後から一定の期間，助産所や病院等の施設において助産師等が中心となって母児に対して健やかな育児ができるよう支援することを目的としています[8]．具体的には，母親の身体的な回復に向けた保健指導や栄養指導，授乳支援および乳房ケア，メンタルヘルスの支援，家族調整や社会資源の紹介などです．

表2-2-10　GDM既往女性のフォローアップを促進するためのポイント

- 家族とともにGDMのクラス(グループセッションが良い)に参加すること
- GDMを経験した女性からの経験談を聴くこと
- 女性の状況に合った食事(宗教や経済状況)を提案してくれる糖尿病専門の栄養士にアクセスしやすいこと
- 血糖自己測定器の準備，受診のための交通手段があること
- 受診時に子どもの世話してくれる手段があること
- 身近に遠慮なく血糖自己測定器の使用方法について聞ける人・場所があること

(Martis R, Brown J, McAra-Couper J, et al：Enablers and barriers for women with gestational diabetes mellitus to achieve optimal glycaemic control - a qualitative study using the theoretical domains framework. BMC Pregnancy and Childbirth, 18 (1)：91, 2018. をもとに作成)

産後ケア事業には，宿泊型，アウトリーチ型（訪問），デイサービス型の3種類があり，これらの事業のなかでGDM既往女性のフォローアップが可能です．特に，助産所の産後ケア事業では，ライフスタイルの改善と維持，母乳育児について強化できます．母児の生活を見据え，個別性に合わせたきめ細やかな支援は，母親の自己効力感を向上させ，改善効果が期待されます．切れ目のない支援の実現に向けて，分娩施設と地域の産後ケア施設への連携体制の確立が必須です．

2》 糖代謝評価

「産婦人科診療ガイドライン」[9]によると，「GDM女性には分娩後6〜12週の75gOGTTを勧める」とされています．この根拠として，GDM女性では妊娠による糖代謝への影響がなくなる分娩後6〜12週の75gOGTTの有用性が示されており，さらに妊娠中に糖代謝評価されていない妊婦で巨大児，肩甲娩出困難が生じた際も同時期での評価が考慮されるとされています．

3》 ライフスタイルの改善と維持

退院後のGDM既往女性は，妊娠中にライフスタイルの改善として取り組んだ食事や運動の継続を目指します．妊娠中に生活習慣を見直し，血糖コントロールを維持して母親になった女性の努力は称賛に値するものであり，それをやり遂げたことは今後の生活や子育てへの自信となります．将来のGDMの再発や母子の2型糖尿病の発症予防，家族の健康を見据えて，食事，運動等の習慣を着実に積み上げていくことが重要です．健康的な生活習慣は，糖尿病のみならず，その他の生活習慣病の予防にもつながります．

1 食事

日本人の食事摂取基準（2015年版）[10]では，妊娠期に必要なエネルギー付加量は，初期で＋50kcal，中期で＋250kcal，後期で＋450kcalとなっています（chapter 2-①-3参照）．授乳期には，母乳産生に必要な栄養を考慮し＋350kcalを付加します．これは正常な妊娠・分娩を経た授乳婦が授乳期間中に妊娠前と比べて余分に摂取すべきと考えられるエネルギー付加量です．授乳期には泌乳量のデータが必要ですが，日本人女性の泌乳量に関する信頼度の高いデータは存在しないため，哺乳量（0.78L/日）を泌乳量とみなして算出されています[10]．

産後の母親の母乳分泌量は産後日数により異なり，特に産褥早期は大きく変化します．産後数日は微量の場合が多く，児の成長に伴って徐々に増えていき，1か月後には平均700mL/日程度になり，600〜800mL/日で6〜7か月まで維持されます．授乳婦の付加量＋350kcalは母乳分泌量を780mL/日として算出された値であり，実際の泌乳量は人工栄養や混合栄養の場合はもちろん，個人によっても大きく異なるため，個々に合わせて付加量を調整する必要があります．

エネルギーの摂取と消費は，個人の生物学的要因や外的要因で規定される部分と，意図的にコントロールできる部分があり，それらが相互に関連しあっています（図2-2-10）[10]．これらの因子の影響を理解し，エネルギー摂取量のコントロールを容易にするような支援が求められます．

産後の母親は，慣れない育児でストレスが蓄積し，エネルギーの摂取・消費の意図的なコントロールが難しくなり，睡眠不足や疲労が空腹感−満腹感調整機能に影響を与える可能性もあります．また，食事に時間をかけられない，または食事の時間が不規則になることも想定され

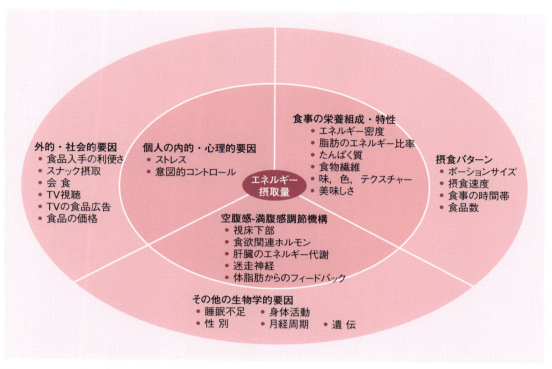

図2-2-10　エネルギー摂取量に影響を与える要因（例）
〔厚生労働省：「日本人の食事摂取基準（2015年版）」策定検討会報告書. https://www.mhlw.go.jp/file/05-Shingikai-10901000-Kenkoukyoku-Soumuka/0000114399.pdf（2019/7/1アクセス）より引用〕

ます．個々の母親，子ども，家族の状況を総合的にアセスメントする必要性があるでしょう．

2　運動

退院後の母親にとって育児の負担は大きく，時間的にも精神的にも運動をする余裕がもてない場合がほとんどでしょう．定期的な運動はできなくても，育児の合間にストレッチをしたり，疲労が少なければ散歩をしたりすることは，気分転換にもつながることが期待できます．

4》母乳育児支援

授乳は母親のエネルギー消費を促進し，血糖を下げると同時に，脂肪の蓄積を減らす方向に作用します．母乳育児は，GDM既往女性の将来の糖尿病の発症や次子妊娠時のGDM再発予防に効果的であるとして強く推奨されており[11]，母乳育児の期間や程度（できるだけ完全母乳とする）が糖尿病の発症に影響することも報告されています[12]．つまり，母乳育児はGDM既往女性ならびに新生児にとってベネフィットが大きいといえます．

しかし，産後のGDM既往女性にとって，母乳育児の確立に向けての障壁は低くありません．GDM既往女性は，糖代謝異常のない女性と比べて母乳育児率が低いことが報告されています[13]．母乳分泌を促すためには，出産後早期からの頻回授乳が原則ですが，GDM妊婦から生まれた新生児は，ハイリスク児として管理が必要となるため分娩後に母子分離となる可能性が高く，さらに，低血糖予防のために人工乳を追加することも少なくありません．このような状況に

よって乳房への吸啜刺激が不足し，プロラクチン放出反応が低下，同時に乳房緊満から乳汁がうっ滞し，乳腺組織の圧迫・萎縮の要因となります[14]．出産後早期からの頻回授乳ができればこの悪循環を防止できます．また，インスリン治療が必要なGDM既往女性では，乳汁の分泌量が急激に増える乳汁生成Ⅱ期（通常は産後3〜8日頃）が3倍遅れることも報告されています[15]．このような状況を理解し，退院後のGDM既往女性には，その特徴をふまえて個別性を重視したきめ細やかな母乳育児の支援が必要です（母乳育児支援における助産師の役割については後述）．

5≫ 新生児のフォローアップと支援

退院後の新生児に対しては，児の肥満や2型糖尿病の予防が主となり，長期的なフォローアップが必要です．乳幼児健診（1か月，4か月，7か月，10か月，1歳，1歳6か月）では，身長，体重を標準成長曲線上にプロットし，標準曲線に沿っているかを確認します．

乳児期の肥満は，その後の肥満と関連が少ないことから経過観察でよいでしょう．離乳食はできるだけ薄味で，バランスの良い健康的な食事の味（和食が適している）に慣れるようにします．先述のとおり，GDM既往女性では母乳育児が有効であり，児の栄養の観点からも推奨されます．

2型糖尿病は，近親者，特に女性の近親者が2型糖尿病である場合にGDMのリスク因子となることが報告されています．GDMや2型糖尿病は，遺伝的要因に加えて過食，運動不足，肥満などの生活習慣も強い関連要因となるため，母親がGDM発症をきっかけに糖尿病の発症を予防する生活環境を構築することによって，子どもの糖尿病発症予防につながります．

GDMの場合，新生児の過体重，特に4,000g以上の巨大児の出生割合が高く，25〜50％と報告されています．出生時に過体重であっても，1歳になる頃までには標準体重に近づくため，体重増加を過度に心配する必要はないといえます．しかし，その後ふたたび体重が増えすぎないようにコントロールすることは重要です．過体重児は，学童期，思春期において肥満になりやすく，女子では将来的にGDMの発症を引き起こすことも危惧されます．食事の量や嗜好は生活環境のなかで形作られていくものであるからこそ，偏りのない食事習慣の構築・継続が欠かせません．

助産師の役割

助産師は前項で述べたGDM既往女性と児へのケア全般にかかわりますが，特に母乳育児支援や多職種協働による支援において重要な役割を果たします．

1≫ 母乳育児支援

助産師は，退院後にも長期的に母乳育児が継続できるよう支援します．GDM既往女性への母乳育児支援は，原則的には通常の母親への支援と変わりありません．しかし，先述したようにGDM既往女性は母子分離やインスリン療法の影響により母乳育児の確立が遅れる傾向があるため，女性の状況に合わせてよりきめ細やかな支援が必要といえます．妊娠期から産褥期，

育児期とプライマリの助産師が継続的に支援することは，母乳育児支援においても非常に有益です．

　具体的な支援の方法として，それぞれの女性に合わせたテーラードの支援がGDM既往女性の母乳育児の継続に効果的であったことが報告されています[16]．研究での支援内容は，妊娠中に糖尿病発症予防のための母乳育児の重要性を伝えるとともに，リスクアウェアネスを高める教育をグループセッションにて実施，さらに，産後まで継続的なウィークリーメールでの対応，最後に産後6週で再度グループセッションを実施するというものでした．このような丁寧な支援によって，母乳育児の継続が容易ではないGDM既往女性と新生児においても母乳育児が可能であることが示唆されています．

2》 多職種協働による支援

　GDM既往女性の支援では多職種協働が鍵となるため，効果的なチームを構成することが重要です．「多職種協働のチームで支援する」ことを目指して，各専門職がそれぞれの強みを活かしてかかわることが大切です．助産師は女性の一生涯の健康を支える専門職であり，女性の伴走者としての役割を期待されています．多職種協働のチームでの支援においては，女性を中心として情報を共有し，専門職間で役割分担を話し合う必要があります．

ケアにおける注意点

　1か月健診を終えると，助産師が母児とかかわる機会を持ちづらいのが現状ですが，母乳外来をはじめ母児が来院する機会があれば，母親自身の健康管理の重要性を必ず伝えるようにしましょう．その際には，一方的な指導ではなく，慣れない育児や日々の生活で忙しい母親の状況を理解し，気持ちを受け止めたうえで，母親の状況を考慮してアドバイスをする姿勢が大切です．

　また，GDMに限らず，ハイリスク妊婦であった母親の情報は他の助産師や他職種とも共有し，母児の来院時には誰が担当しても適切なアドバイスや保健指導ができるよう連携をとることも重要です．支援の継続や情報の共有は施設内に限らず，産後ケア施設など地域の支援機関とも連携します．妊娠中に改善したライフスタイルを継続するためには，分娩施設において実施された食事・運動に関する指導内容や体重管理などの情報を共有し，より強化していく必要があります．産後の多忙な生活のなかでも実践しやすい簡便で効果的な調理法を紹介するなど，母親が楽しく続けられるライフスタイルの改善に向けた支援が欠かせません．

▌▌文　献

1) Bellamy L, Casas JP, Hingorani AD, et al：Type 2 diabetes mellitus after gestational diabetes：a systematic review and meta-analysis. Lancet, 373 (9677)：1773-1779, 2009.

2) 増田　寿：妊娠糖尿病があったらどれくらいの割合で将来糖尿病になるのですか？「妊婦の糖代謝異常　診療・管理マニュアル」．日本糖尿病・妊娠学会編, 改訂第2版, p.200, メジカルビュー社, 2018.

3) 和栗雅子, 他：新基準によって診断された妊娠糖尿病既往女性の糖代謝予後に関する研究～4施設における産後5年までの連続データの解析結果～．平成26年度厚生労働科学研究費補助金(循環器疾患・糖尿病等生活習慣病対策総合研究事業)分担研究報告書. 2015.

4) Goyal A, Gupta Y, Kalaivani M, et al：Long term （＞1year) postpartum glucose tolerance status among Indian women with history of Gestational Diabetes Mellitus (GDM) diagnosed by IADPSG criteria. Diabetes Research and Clinical Practice142：154-161, 2018.

5) 仁志田博司：母体糖尿病児.「新生児学入門」. 仁志田博司編, 第4版, p.214, 医学書院, 2012.

6) Nielsen KK, de Courten M, Kapur A：Health system and societal barriers for gestational diabetes mellitus （GDM) services - lessons from World Diabetes Foundation supported GDM projects. BMC International Health and Human Rights, 12：33, 2012.

7) Martis R, Brown J, McAra-Couper J, et al：Enablers and barriers for women with gestational diabetes mellitus to achieve optimal glycaemic control-a qualitative study using the theoretical domains framework. BMC Pregnancy and Childbirth, 18 (1)：91, 2018.

8) 厚生労働省：産前・産後サポート事業ガイドライン　産後ケア事業ガイドライン（平成29年8月). https://www.mhlw.go.jp/file/06-Seisakujouhou-11900000-Koyoukintoujidoukateikyoku/sanzensangogaidorain.pdf (2019/8/24アクセス)

9) 日本産科婦人科学会・日本産婦人科医会：CQ005-2　妊娠糖尿病(GDM), 妊娠中の明らかな糖尿病, ならびに糖尿病(DM)合併妊婦の管理・分娩は？「産婦人科診療ガイドライン―産科編2017」. pp.29-33, 日本産科婦人科学会, 2017.

10) 厚生労働省：「日本人の食事摂取基準(2015年版)」策定検討会報告書. https://www.mhlw.go.jp/file/05-Shingikai-10901000-Kenkoukyoku-Soumuka/0000114399.pdf (2019/7/1アクセス)

11) 前掲書2)　楠田　聡：母乳育児がよいと聞いたのですが, そのメリットは？ pp.187-189.

12) Feng L, Xu Q, Hu Z, et al：Lactation and progression to type 2 diabetes in patients with gestational diabetes mellitus：A systematic review and meta-analysis of cohort studies. Journal of Diabetes Investigation, 9 (6)：1360-1369, 2018.

13) Oza-Frank R, Gunderson EP：In-hospital breastfeeding experiences among women with gestational diabetes. Breastfeeding Medicine, 12：261-268, 2017.

14) 松原まなみ, 山西みな子：母乳育児の看護学―考え方とケアの実際. メディカ出版, 2003.

15) NPO法人日本ラクテーション・コンサルタント協会編集：母乳育児支援スタンダード. 第2版. p.345, 医学書院, 2015.

16) Stuebe AM, Bonuck K, Adatorwovor R, et al：A cluster randomized trial of tailored breastfeeding support for women with gestational diabetes. Breastfeeding Medicine, 11：504-513, 2016.

chapter 2 妊娠糖尿病妊産婦と新生児のケア

2 実践編　7. 妊娠糖尿病の妊産婦さんからよくある質問と対応例

妊娠糖尿病と診断された妊産婦さんが抱える不安や悩みを受け止めて適切に対応することは助産師の重要な役割です．chapter 2のまとめとして，妊娠糖尿病と診断された妊産婦さんからよく受ける質問とその対応例を示します．

血糖値の測定・管理に関する質問

Q1 毎回血糖値を測定するのは大変なので，代わりに持続血糖モニターを使うことはできますか？

A 持続血糖モニター（continuous glucose monitoring；CGM）をよくご存知ですね．お腹の皮下に細く短いセンサーを挿入して血糖の推移を確認する測定機器のことですね．CGMは血糖変動が不安定な場合に使用されるものですが，正確にいうとセンサーは血管内ではなく組織液のグルコース濃度を測定しているので，CGMで表示されるグルコースの値と血液の血糖の値には，ずれがあります．血糖自己測定（SMBG）を補完する方法としては有用ですが，「CGMを行えばSMBGは不要」とはなりません．

● **補足解説**：CGMは連続的に皮下組織間液中のグルコース濃度を記録するため，SMBGでは測定していない時点の継時的変動の評価が可能です．2019年現在，妊娠糖尿病の妊婦に対してもintermittently scanned (viewed) CGM（通称flash glucose monitoring；FGM）がSMBGを補完するものとして保険適用となっています．

　CGMは低血糖や食後の高血糖など不安定な血糖変動を呈している症例に関しては補完的な役割を果たしますが，SMBGの代用ではありません．また，実際にはリアルタイムの測定値ではなく，5～15分間ごとの測定値から算出された参考値であり，SMBGを用いて較正を行った後でも血糖値と比較すると誤差があること，持続的なグルコース値が表示されることで数値に過剰に敏感になり患者の不安が増強するケースもあることなども考慮して導入する必要があります．

chap 2 妊娠糖尿病妊産婦と新生児のケア

Q2 産休に入るまでは仕事を続ける予定ですが，仕事中は血糖自己測定を行いづらい状況です．必ず1日7回測定しないといけませんか？

A 仕事を続けながら1日7回の血糖測定を行うのはなかなか難しいですね．妊娠糖尿病の状態にもよりますが，朝昼の食後2時間であれば仕事中の測定が可能ですか？ 朝食後2時間と昼食後2時間の血糖測定ができれば，食後2時間値の目標値とどれくらい差があるかわかり，血糖測定の結果を治療に役立てることができます．休日は1日7回測定を目指しましょう．職場の理解も必要ですから，上司等に妊娠糖尿病と診断されたことを伝え，相談できるとよいですね．

● **補足解説**：SMBG導入後数日は1日7回の測定が望ましいですが，血糖変動の状態が確認できれば，インスリン非使用の妊婦は1日4回程度（早朝空腹時と毎食後2時間等）でも良いでしょう．血糖自己測定ノートを見ながら，血糖値が高くなる時間帯等を確認して妊婦と一緒に測定のタイミングを決めることができると良いですね．GDMは食後2時間値120mg/dL以下が目標値となるため，医師から1日7回測定が指示された場合は，妊婦の仕事等の状況を医師にも伝え，業務中の測定は食後のみにするなど可能な範囲で調整しましょう．

分娩に関する質問

Q3 分娩間近になって血糖値が急に高くなってきたのですが，どうすればいいですか？

A 妊娠中は，非妊時と比べてインスリンの効きが悪い状態（インスリン抵抗性が高い状態）になります．特に，お産を間近に控えた妊娠後期では，胎盤に関連するホルモンの影響でインスリン抵抗性がさらに高まるため，食後高血糖がたびたびみられることがあります．
食事療法では，野菜を先に，糖質の多いご飯やパンなどを最後に食べて糖の吸収が穏やかになるようにしてみましょう．もし食事療法のみでは血糖管理が難しい場合は，インスリン投与も検討していくこととなります．インスリン投与量は血糖自己測定の結果を参考にして調節します．

Q4 妊娠糖尿病になると，赤ちゃんが大きくなりやすく，難産になると聞きました．お産は帝王切開になるのですか？

A 妊娠中期から高血糖が続くと，赤ちゃんが巨大児（出生時体重4,000g以上）になりやすく，お産の時に娩出しにくいことがあります．分娩前にお母さんの骨盤の大きさと赤ちゃんの大きさを調べて，経腟分娩が困難と診断された場合には予定帝王切開となる場合がありますが，妊娠糖尿病だからといって必ず帝王切開になるわけではありません．赤ちゃんが大きくなりすぎないようにするには，妊娠中から目標の血糖値にコントロールすることが大切です．

Q5 分娩中も食事をしたほうがいいですか？
血糖値が高くなってしまうのが怖いです．

 A 必要に応じて血糖を測定し，血糖値によって食事の摂取や点滴，インスリン注射の実施について検討します．食事については妊娠中と同様に分割して摂取し，温かい飲み物や消化の良いものを選んで食べるとよいでしょう．

- **補足解説**：分娩進行中の飲食についてはさまざまな考え方がありますが，分娩中は全身運動以上の体力を要するため，妊娠中にインスリンを使用していなかった妊婦では，妊娠中の指示カロリーを食事時間に合わせて食べるよう勧めている場合が多いようです．その際は陣痛の合間によく噛んで食べてもらうことが大切です．分割食にしていた場合はそれを継続します．陣痛が強くなってきて食べられない場合でも，消化が良く口当たりの良いものを食べるように勧めます．

 Q6 妊娠中は食事療法と血糖自己測定だけで
血糖コントロールをしてきましたが，
分娩中にインスリンを注射されることもあるのでしょうか？

 A 分娩中の血糖値が目標値よりも高いと，インスリン注射が必要となる場合があります．お母さんの血糖が高いままお産になると，赤ちゃんが低血糖になることがあるからです．分娩中にインスリン注射をしても胎児への影響はありませんから安心してください．

- **補足解説**：母体が高血糖の場合，胎児は膵臓からインスリンを分泌し胎児の血糖を下げています．そのため，母体の血糖が高い状態で生まれた児は，インスリン分泌が亢進している状態で急に母体からのグルコース供給がなくなり，低血糖になってしまいます．このような新生児の低血糖を予防するため，必要に応じて分娩期も母体の血糖値を測定し，高血糖の場合はインスリン注射が検討されます．血糖測定は，分娩進行中も各食前，食後2時間，夜間等に行われます．分娩が進行し食事が摂取できない時は4時間ごとに，あるいは児娩出時と胎盤娩出時に血糖測定が行われることもあります．

子どもや育児に関する質問

 Q7 出産後，赤ちゃんの血糖値を調べると聞きました．
母児早期接触を希望していますができますか？

 A 赤ちゃんの血糖値は，赤ちゃんの足の裏から採血をして測定します．すぐに終わる検査なので，血糖値に問題がなければ母児早期接触は可能です．

Q8 妊娠糖尿病と診断されたので，母乳授乳はしないほうがよいですか？

A
ぜひ積極的に母乳授乳をしてください．母乳授乳によってお母さんの2型糖尿病や次回妊娠時の妊娠糖尿病の発症率が下がり，お子さんの将来の肥満や糖尿病発症率も低くなります．妊娠中から母乳授乳の準備をしておくと良いでしょう．

Q9 インスリン治療をしていても，母乳育児はできますか？

A
インスリン治療を行っていても母乳育児はできます．GDMだったお母さんが母乳育児をすることは，産後の2型糖尿病の発症リスクを低下させるという報告があります[1]．インスリンは母乳移行しますが，経口的に飲んでも吸収されないため，赤ちゃんが低血糖を起こす心配はありません．しかし，インスリン治療を行っているお母さんは，授乳が原因で低血糖を起こすことがあるため注意が必要です．1単位程度の補食をしてから授乳を行ったり，インスリンを打ったら授乳よりもお母さん自身の食事摂取を優先させることなどで授乳による低血糖を回避することができます．

Q10 母乳だけで子どもの血糖値は維持できるのでしょうか？
何か補充しないと低血糖になるのではないかと不安です．

A
母乳には糖質である「乳糖」が含まれています．母乳中の乳糖量は一定[2]に保たれており，たとえ母親が低血糖状態でも母乳に含まれる乳糖量は変わらない[3]とされています．また，乳汁の分泌が始まった頃の初乳より，分泌が確立される頃の成乳のほうが乳糖を多く含みます[4]．そのため，乳糖を分解する酵素の活性が低い（乳糖不耐症）など妊娠糖尿病の影響以外の要因を赤ちゃんがもっている場合を除き，母乳をしっかりと飲めていれば血糖は維持できると考えられます．まずは赤ちゃんが欲しがる時に欲しがるだけの授乳ができるように母乳分泌を維持して，母乳育児を確立していきましょう．もし赤ちゃんがうまく母乳を飲めないなど，母乳のみでは栄養が不足しているようなら補充も考えていきます．

Q11 出生時の体重が4,000gをこえていて巨大児といわれました．今後どのようなことに注意したらよいですか？

A
妊娠糖尿病のお母さんから生まれた赤ちゃんは，標準よりも大きいことがあります．大きく生まれた赤ちゃんも，多くの場合は1歳になる頃までには標準体重に近づきます．出生後の体重増加量が平均より緩やかであっても，標準体重に近づくことのほうが望ましいです．大きく生まれた赤ちゃんは将来的な肥満や糖尿病のリスク因子となります．成長過程でふたたび体重が増えすぎないように，バランスの良い食生活や適切な運動習慣を心がけていきましょう．

産後の血糖管理・将来的なリスクに関する質問

 Q12 出産後も，妊娠中と同じ食事療法を続けなくてはいけませんか？

 A 授乳中は，妊娠前のエネルギー必要量に350kcalを加えてください．授乳が終わればエネルギー摂取量ももとに戻します．2型糖尿病を予防するためにも，摂取すべきエネルギー量を保持し，バランスの良い食事を継続していくことが大切です．

 Q13 次子の妊娠時にふたたび妊娠糖尿病を発症することもあるのですか？

 A 検査方法や診断基準によって異なりますが，36～70％程度の方は次回の妊娠時に妊娠糖尿病をふたたび発症することが報告されています．産後も食事療法や運動療法を継続することによって，次回の妊娠時の妊娠糖尿病の発症リスクを下げることができます．

 Q14 妊娠糖尿病と診断されましたが，産後は血糖値が安定しています．それでも産後の定期的な健診が必要ですか？

 A 産後の定期的な健診はとても大切です．「産婦人科診療ガイドライン」[5]では，まずは産後6～12週に検査（75gOGTT）を受けることが勧められています．受診して血糖値や体重が妊娠前の状態に戻ったかどうかを確かめましょう．その後も，健康管理の一環として年1回は血糖値やHbA1cを測る機会をつくりましょう．

 Q15 糖尿病は遺伝しますか？

 A 2型糖尿病は遺伝しやすいことがわかっています．しかし，お母さんが糖尿病だとお子さんが必ず糖尿病になるわけではありません．過食，運動不足，肥満などの要因が深くかかわっています．健康的な食生活，運動習慣などを意識して親子で予防に取り組み，糖尿病を遠ざける生活習慣を家族でつくっていきましょう．

■ 文 献

1) Feng L, Xu Q, Hu Z, et al：Lactation and progression to type 2 diabetes in patients with gestational diabetes mellitus： A systematic review and meta-analysis of cohort studies. Journal of Diabetes Investigation, 9 (6)：1360-1369, 2018.
2) 水野克己，水野紀子：母乳育児支援講座．p.35, 南山堂, 2011.
3) Lawrence RA, Lawrence RM：Breastfeeding-a guide for the medical profession. 8th ed, p.581, Elsevier, 2016.
4) 前掲2）　pp.60-61.
5) 日本産科婦人科学会・日本産婦人科医会：CQ005-2　妊娠糖尿病(GDM)，妊娠中の明らかな糖尿病，ならびに糖尿病(DM)合併妊婦の管理・分娩は？「産婦人科診療ガイドライン―産科編2017」, pp.29-33, 日本産科婦人科学会, 2017.

Column ❷ 妊娠糖尿病妊産婦への切れ目のないケアを目指して
――事例から学ぶ多職種連携の重要性と助産師の役割――

✚ はじめに

　合併症をもつ妊婦の増加に伴って，院内での多職種による支援はもとより，地域での連携体制整備も進んでいます．しかし，発症頻度の高い妊娠糖尿病(gestational diabetes mellitus；GDM)の妊産婦等へのケアにおける連携は十分といえるでしょうか？　糖代謝異常と診断された妊婦は，血糖のコントロールは内分泌内科等で行い，妊娠経過は産科で診療を行うというように，2つの外来を受診することが多いようです．したがって受診回数が通常の妊婦より増えることに加え，内科受診の状況が産科医や看護職に伝わっていない，妊娠経過が内科医師や看護職に伝わっていない，伝えにくいという状況も生じています．

　看護職には，2つの診療科をつなぐ役割がありますが，現行の人員配置等では細やかな対応が困難な場合もあることでしょう．また，GDM妊婦は食事療法等だけで対応できるからと，糖尿病患者や糖尿病合併妊婦等より軽視される傾向もあるようです．

　本稿では，GDMと診断された女性が，分娩後に産後3か月健診のフォローアップを予約していたにもかかわらず来院しなかった事例を妊娠期から振り返り，チーム医療，多職種連携のあり方について考えてみます．

✚ 産後3か月健診のフォローアップに来院されなかったGDM妊産婦Aさんの事例

1) 事例概要

妊婦：Aさん，30歳，初産，会社員
非妊時BMI：21.1
妊娠糖尿病と診断された妊娠週数：妊娠26週3日
糖尿病家族歴：なし
HbA1c：5.5％
治療方針：食事療法(指示カロリー1,800kcal/日)，運動療法

2) 妊娠期の経過

　妊娠中期のGDMスクリーニング検査で要再検となり，75gOGTTが実施され，産科で確定診断がなされました．産科外来でGDMと診断された時のAさんは，「お産後に糖尿病になってしまうのではないか心配」と助産師に話していました．また，その後受診した糖尿病内科では，医師がGDMの説明をすると涙を流し，「不安です」と話し，その時のAさんの様子を内科外来の糖尿病看護認定看護師が産科外来の助産師に報告しました．

　診断後，食事療法(指示カロリー1,800kcal/日)と運動療法が開始されました．Aさんは管理栄養士による栄養指導後に間食をやめ，食事内容をノートに詳細に記載していました．また，Aさんは運動習慣がありませんでしたが，GDMと診断された後は積極的に散歩をしていました．産科の妊婦健康診査(以下，妊婦健診)にはときおり夫とともに来院されましたが，不安を訴えることは少なく，標準

的な保健指導で血糖コントロールは順調に経過していました.

3) 分娩期の経過

妊娠38週0日で自然陣痛発来後,自然分娩となりました.児体重は3,100g,新生児低血糖もみられず,母子同室で過ごすことができました.産後の母体の血糖値にも問題なく正常に経過し,母乳授乳も順調であったため,産褥5日で退院となりました.

4) 退院後の経過

産後6週間健診で行ったバースレビューでAさんは,「妊娠中に食事を調整して頑張ったのは,赤ちゃんのためだった.今は妊娠中のことは思い出したくない」と暗い表情で話しました.

産後3か月の母子のフォローアップを予約していましたが来院せず,助産師が電話連絡してもつながりませんでした.

❖ Aさんの事例を振り返る

Aさんは,診断時や糖尿病内科受診時に不安な気持ちを吐露してはいましたが,血糖コントロールや妊娠経過は順調で,無事に出産・退院できました.しかし経過を振り返ってみると,Aさんが気持ちを吐露している以下の1)〜3)の場面で,必要な支援がタイムリーに行われていなかったと考えられます.

> 1) 産科外来でGDMと診断された時
> 2) 内科医からGDMについての説明を受けた時
> 3) 産後6週間健診でバースレビューを行った時

では,それぞれの場面を詳しく掘り下げてみましょう.

1) 産科外来でGDMと診断された時

AさんがGDMと診断されたのは,妊娠中期の妊娠26週3日でした.一般的に,妊娠中期は心身ともに充実し,感情も安定し喜びの感情が増している時期です(chapter 2-①-2の図2-1-8参照).このような時期にGDMと診断されるとどのような気持ちになるのかを考えることが大切です.Aさんは,「お産後に糖尿病になってしまうのではないか心配」と助産師に話していました.順調であった妊娠経過が一転して状況が変わることによって不安が増し,喜びの感情よりも不安な感情がまさり,アンビバレントな状況になっていたと推測されます.

家族も含めた支援も重要な視点です.Aさんの夫もときおり妊婦健診に来院していましたが,GDMと診断されたAさんの状況を夫や家族がどのように理解し,協力しようとしているのかを把握していませんでした.家族の受け止めを把握し,家族の支援も行っていれば,医療従事者だけではなく家族も妊産婦の変化をより細やかに観察し対応ができ,結果として手厚い家族支援にもつながっていたでしょう.

2) 内科医からGDMについての説明を受けた時

GDMの説明を受けてAさんが涙を流し,「不安です」と話していたことは内科外来の糖尿病看護認定看護師から産科外来の助産師に伝えられ,産科外来チームで共有されてはいましたが,その際のAさ

んへのかかわりは少ない状況でした.

Aさんは産後の1か月健診で糖尿病内科を受診した際,この時のことを振り返り,糖尿病看護認定看護師に次のように話していました.「GDMと診断された時,糖尿病内科の先生が不安にならないように優しくいろいろと説明してくれて,思わず泣いてしまいましたが,泣いたらちょっとすっきりしました.気が張っていたので気づかなかったけど,私はこんなに不安なんだと気がつきました.でも,その後は不安や悩みを話せる機会がなかなかなくて,産科では妊娠糖尿病のことは相談しづらかった」.

Aさんは内科の医師から優しく接してもらったことで不安を表出できましたが,この時のAさんの状況は産科外来チーム内でも共有されていたため,次回の産科受診時に,助産師はGDMと診断された時のAさんの驚きや不安な思いを共有し,フィードバックするなどの対応が必要だったかもしれません.

安定期に入ってこれからマタニティライフを楽しめるという時期に突然GDMと診断された妊婦は,これまでの生活を変えて食事療法や運動療法を始めることとなります.この時の妊婦の反応はおおよそ共通しており,食事療法を継続できるか,インスリン療法が必要になるのではないか,分娩は普通にできるのか,産後はどうなるのか,母乳育児はできるのか,胎児に影響はないのか,など多くの心配事を抱えます.

産科でGDMと診断された時に初回面談を行い,GDM妊婦が表出する心配事を十分に聴くとともに,妊娠期から分娩後までの見通しを助産師が説明し,分娩に向かって今何を行わなければいけないのかを妊婦と共有することが必要です.

そして,忘れてはならないことは,妊婦が妊娠26週までどんな経過をたどってきたか,妊娠がわかったときの気持ちはどうだったか,胎動を感じた時の気持ちやその後の自分の変化はどうであったかなど,妊娠や分娩に対する妊婦の「思い」を丁寧に聴くことです.母子の愛着形成には,妊婦自身が自己肯定できていることが重要ですが,GDMと診断された妊婦は,自分の生活や食事のせいでGDMになってしまったのではないか,何がいけなかったのか,とこれまでの自分を振り返り,自己肯定ができなくなっています.そのため,妊婦の思いを聴き,妊婦の立場に立ってフィードバックし,ここまで丁寧に生活をしてきたことを,「工夫されていますね」「頑張ってきましたね」と肯定する過程が必要なのです.

3）産後6週間健診でバースレビューを行った時

Aさんが,「妊娠中に食事を調整して頑張ったのは,赤ちゃんのためだった.今は妊娠中のことは思い出したくない」と暗い表情で話していたこの場面で,助産師はどのように対応すべきだったでしょうか？　この時のかかわり次第では,Aさんは産後3か月の健診も来院しようと思えたかもしれません.

助産師が妊婦の体重や血糖値の推移にばかり着目して関心が偏り,妊娠各期の特徴をふまえた対応ができていないと,妊婦の自尊感情が低下することが知られています.助産師の指導やアドバイスを忠実に守ろうと妊娠中に気を張りつめて頑張っていた人ほど,産後に「赤ちゃんのために頑張ったのは私なのに,周囲は赤ちゃんにばかり関心を寄せて,私のことは誰もみてくれない.私は一体何だったの」と否定的な感情をもつことがあります.

多職種連携の重要性と助産師の役割

1) 有効に機能する糖代謝異常妊婦支援チームの構築

　Aさんの事例は，妊婦健診において希薄であった助産師等のかかわりが育児期にまで影響してしまった事例といえます．Aさんが通院していた施設では，産科医師，糖尿病専門医，助産師，糖尿病看護認定看護師，管理栄養士，薬剤師，臨床心理士（必要時）からなる糖代謝異常妊婦支援チームで妊産婦を支援する体制がありました．それでも，Aさんのように見逃されてしまうGDM妊産婦の存在があります．

　妊婦を常に気遣い，通常の経過から逸脱した妊婦へのケアに関心をもつことは助産師の重要な役割です．助産師が妊婦と接して「なんか変だな」と気づいたなら，その気づきをケア行動に変えていくことが必要です．「なんか変だな」と気づいても「本人が何も言わないので」とそのままにしておくと，Aさんのような状況になるのかもしれません．しかし，産科外来でAさんの様子がなんとなく変だと気づいても，忙しい業務のなかではその場で助産師がじっくりと時間をかけてAさんの話を聞いたり相談にのることは容易ではないでしょう．そのような時に，糖代謝異常妊婦支援チームを活用することが考えられるのではないでしょうか．たとえば，AさんがGDMと診断された時，チームのなかでAさんのために時間を確保できる助産師や糖尿病看護認定看護師がAさんの想いや不安を聴くことができれば，必要な支援をタイムリーに提供できたかもしれません．

　糖代謝異常妊婦支援チームを病院内に組織づけることは，GDM妊産婦の標準的な対応が整備できる点でとても効果的です．また，使用薬剤の変更やプロトコルの変更時などに適時に対応できるというメリットもあります．さらに，内科診療側は，理解が難しい妊婦健診や保健指導，分娩のタイミングの判断などを産科等と共有でき，産科側も院内の糖代謝異常妊婦支援について内科等と適時に情報共有できます．

　一方，Aさんのように，身体的な経過が順調でも心理的支援が必要な妊産婦に対する介入が十分にいき届かない場合があります．すべてのGDM妊産婦の情報共有が適時にできるようフローチャートなどを作成し，どの時期に誰が支援するか等も共有し，多職種で支援できるような体制を整備しておけば，変化に気づいたタイミングで対応が可能だったのではないでしょうか．

　今や全妊婦の約10％が何らかの糖代謝異常と診断されています．自施設の分娩件数の約1割を占める糖代謝異常妊婦に継続的なケアを提供するための仕組みをどのように構築していくか，また，すでに仕組みがあるならば，どうすればより有効に機能させられるかを考えていただきたいと思います．たとえば，糖代謝異常妊婦支援チームが一堂に会し，治療やケアの過不足を各専門職の目で意見交換する「糖代謝異常妊婦の診療録カンファレンス」なども有用ではないでしょうか．診療科間の連携を推進するには，定期的な意見交換の場を設け，診療科ごと，職種ごとに代表者を決め，カンファレンスを行うことも効果的でしょう．

2) 助産師の強みを活かした多職種連携

　糖代謝異常妊婦を含め，合併症をもつ妊婦には複数の専門職種が関与しますが，合併症に対応する他職種は問題・課題が顕在化した時にかかわることが多いのに対し，助産師は妊娠期から産後まで継続してかかわっています．その強みを活かし，複数の職種から支援を受けている妊婦の妊娠各期の変

化や合併症への対応をふまえ，妊婦の反応を確認しながら，多職種の介入が適切に機能するように，また，妊産婦本人が適切なセルフケア行動をとり，それを継続していけるように支援していきたいものです．

　GDM妊産婦の増加を背景に，助産師は食事，運動に関する知識や保健指導スキルを向上させる必要性が以前より増しています．また，多職種協働が求められる場面は，院内のみならず地域にも拡大しています．GDMと診断された妊産婦が「びくびく」することなく妊娠期を過ごし，分娩そして育児を行い，その後の妊娠も考えた生活を送ることができるよう，切れ目のない支援を提供できる体制を整えていきましょう．

■ 文 献

1) 日本糖尿病・妊娠学会編：妊婦の糖代謝異常　診療・管理マニュアル. 改訂第2版, メジカルビュー社, 2018.

chapter **3**

事例から学ぶ
妊娠糖尿病ケア

| chapter 3 | 事例から学ぶ　妊娠糖尿病ケア |

1. 妊娠糖尿病ケアの実践に向けて
―「時間軸」に基づく支援の重要性―

　妊娠糖尿病（gestational diabetes mellitus；GDM）の治療の基本は食事療法による血糖コントロールです．しかし，妊婦がこれまで培ってきた食生活習慣を見直し，変容を促すことは，支援する私達看護職にとっても妊婦自身にとっても容易ではありません．

　本稿では，次項目以降で紹介する事例を読んでいただく前に理解しておきたい生理的なインスリン分泌や食事が血糖値に及ぼす影響など，GDM妊婦の支援に必要な知識を復習するとともに，それらの知識をGDM妊婦への支援に結びつけていく際に必要な視点をお伝えします．

生理的なインスリン分泌

　GDM妊婦の食行動を支援するためには，まず生理的なインスリン分泌について理解する必要があります．インスリンは，身体活動に不可欠なエネルギー源であるブドウ糖（グルコース）を全身の細胞に取り込むために必要なホルモンです．また，体内で分泌される多くのホルモンのなかで，血糖を下げる作用をもつ唯一のホルモンです．逆に血糖値を上昇させる作用をもつインスリン拮抗ホルモンとして，グルカゴン，コルチゾールなどがあります．血糖値はインスリンとインスリン拮抗ホルモンのバランスによって一定に保たれているのです．

　インスリン拮抗ホルモンの影響による血糖値上昇を防ぐため，血液中には常に少量のインスリンが分泌されており，これを基礎インスリン分泌（基礎分泌）といいます（図3-1）．

　また，食事を摂ることで小腸からブドウ糖が吸収され，血管内に一気に流れ込むことによる血糖値の上昇を抑えるため，膵臓から大量のインスリンが分泌されます．これを追加インスリン分泌（追加分泌）といいます（図3-1）．このインスリン作用によって，ブドウ糖は筋肉，肝臓，脂肪組織等に取り込まれ分解が促進され，エネルギーとして利用されたり脂肪として蓄えられたりすることで血糖値が下がります．

各栄養素が血糖値に及ぼす影響

　食物の消化時間によって血糖値の上昇のタイミングが変わることも理解しておく必要があります．図3-2に示すように，摂取した食物が血糖に変わる割合と時間（変化率）は栄養素によって異なります[1]．ご飯やパンなどの炭水化物は消化吸収速度が速く，消化の良いものだと摂取後10～15分程度で血糖値は上昇し始め，1時間前後がピークで，その後急速に低下します．さらに，炭水化物は摂取量のほぼ100％が血糖に変換され，特に果糖やブドウ糖入りのジュースなどは急激に血糖値を上昇させます．

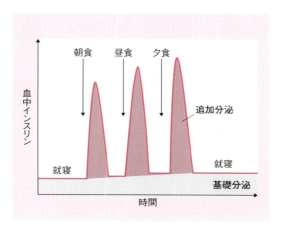

図3-1　インスリンの基礎分泌と追加分泌
基礎分泌があるため，絶食時も血中インスリン濃度は0にはならない．

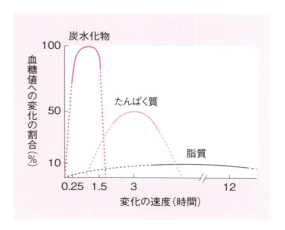

図3-2　栄養素別にみた血糖への変化の割合と速度
(アメリカ糖尿病協会発行, 池田義雄監訳：糖尿病教室パーフェクトガイド. p.60, 医歯薬出版, 2001. より引用)
炭水化物は食後急激に血糖値が上昇する．たんぱく質は食後3時間頃に高くなり，脂質は食後6〜12時間頃に緩やかに上昇する．

　肉や魚などのたんぱく質は消化吸収の速度がやや遅く，摂取量の約50％程度が糖に変わります．食品にもよりますが，3〜4時間後が血糖値上昇のピークになります．
　脂質の消化吸収の速度はさらに遅く，摂取量の10〜20％が半日程度だらだらと血糖値に影響します．たとえば，焼肉やカレー，てんぷらなど脂質の多い食事を摂ると，だらだらと血糖値が下がらない状況が続きます．

妊娠期の糖代謝の特徴

　通常，妊娠期（特に妊娠後期）には妊娠維持や乳汁分泌に必要なプロゲステロンやヒト胎盤性ラクトゲンなどが多量に分泌されます．これらはインスリン拮抗ホルモンであるため，インスリンが正常に作用しづらい状態となりますが，母体がブドウ糖を取り込みにくくなった分，胎児にブドウ糖が供給されます．一方，母体はブドウ糖の取り込みを促進するためインスリン分泌の亢進が生じ，高インスリン血症傾向となることで代謝動態が保たれています．しかし，GDM妊婦は母体のインスリンの分泌量が十分でなかったり，分泌のタイミングが遅れたりしているため，高血糖状態となります（chapter1参照）．
　先述の生理的なインスリン分泌のメカニズム，各栄養素が糖に変換される割合や速度の違いに加え，妊娠期の糖代謝の特徴を妊婦にわかりやすく伝えることによって，血糖のコントロールには食事の量やバランス，摂取時間がいかに重要であるかが理解でき，共通認識のもとで食事療法に取り組むことができます．

「時間軸」をもった支援の重要性

　食事時の急激な血糖値の上昇を抑えるためには，非妊娠時よりも食事の内容や量に気をつけ

る必要があります．具体的には，炭水化物や脂質の多い偏ったメニューにならないよう栄養素をバランス良く摂取することに加え，規則的に食事を摂取することが大切です．たとえば，朝食が7時であれば，昼食は6時間後の13時前後，夕食は昼食の6時間後の19時頃といったように，おおよその時間軸が定まっていると分割食の導入も容易になります．また，一般的に夕食は摂取カロリーが多くなる傾向がありますが，妊娠時は活動量を考慮して，糖質，たんぱく質，脂質をいつ，どのくらい摂取するかの配分を妊婦とともに考えていくことが必要です．このような規則的な食事は，GDM妊婦の食事支援においてのみならず，妊娠中のマイナートラブルとして多くみられる便秘にも効果的です．

　血糖値の変動には，食事のみならず活動量や薬物（インスリン注射），ストレスなどもかかわっています．妊婦が1日をどのように過ごしているかを確認し，血糖値に影響を及ぼしている要因を見極める必要があります．活動量であれば，運動習慣だけではなく，仕事・家事などの活動についても確認します．運動はインスリン抵抗性の改善に有効ですが，食生活と同様，これまでの習慣があるため，運動習慣がなかった方，運動が苦手な方にとっては難しいかもしれません．日常生活のなかでこまめに動くこともインスリン抵抗性の改善に一定の効果が期待できるため，いつ，どのような活動が可能かを合わせて考えていくことが必要です．

　インスリン療法が必要となったGDM妊婦の場合も，時間軸をもった支援が不可欠です．24時間のなかでインスリンの作用時間を考慮しながら食事や活動の内容・量を調整します．

母児の健康と暮らしの充実につながる支援を目指す

　GDM妊婦のみならず，妊婦は1日の時間軸，1週間の時間軸，1か月の時間軸，そして妊娠から出産までの約40週間のおおよその時間軸に基づいて適切な食事や活動を継続していくことが重要です．しかし，就労妊婦では業務を優先せざるをえない場合があり，子育て中の妊婦も自分のことを後回しにせざるをえない場合があることでしょう．看護職である私達は，家族のために，仕事のためにと自分のことが後回しになっているそのような妊婦に対し，自分自身の食事や生活も大切であることを伝え，バランスのとれた生活を送ることの重要性を理解し実践できるよう支援します．その際に妊婦のパートナーや家族，他職種などの協力が必要な場合は，どのようなサポートや工夫が可能かなども話し合います．

　妊産婦を支援する私達が，短期的あるいは中長期的な「時間軸」を常に意識して妊婦の食行動や生活全般をサポートすることは，妊娠期のみならず産後の母子のよりよいライフスタイルの確立へとつながります．母子の健康を支え，妊産婦やその家族の暮らしがより充実したものになるような支援をしていきたいものです．

■文　献
1) アメリカ糖尿病協会発行, 池田義雄監訳：糖尿病教室パーフェクトガイド. p.60, 医歯薬出版, 2001.
2) 医療情報科学研究所編：病気がみえる vol.13 糖尿病・代謝・内分泌. 第4版, メディックメディア, 2014.
3) 日本糖尿病学会編著：糖尿病専門医研修ガイドブック. 改訂第7版, 診断と治療社, 2017.
4) 山田祐一郎, 荒木栄一編：糖尿病患者の食事と運動―考え方と進め方. 中山書店, 2014.

| chapter 3 | 事例から学ぶ　妊娠糖尿病ケア |

2. 妊娠中期に妊娠糖尿病と診断され，食事療法と運動療法を実践した事例

　chapter3-2，3では，妊娠糖尿病(gestational diabetes mellitus；GDM)と診断された妊産婦への糖尿病看護認定看護師(certified nurse in diabetes nursing；CN)によるケアの実践例(ともに模擬事例)を紹介します．妊娠各期のケアに必要な情報収集や，妊娠経過が順調であるかどうかを判断するためのフィジカル情報は簡略化し，血糖コントロールを行うためのケアの実際を中心として展開しています．

　CNによる支援例を参考に，助産ケアを行うためにはどのような情報が必要か，妊娠各期の状態と関連させてアセスメントを行ってみてください．

事例	
妊　　婦	Aさん，32歳
	結婚後，夫の転勤のため転居して半年経過した頃に妊娠がわかった．
診断名	妊娠糖尿病(妊娠23週4日)
家　　族	夫と2人暮らし
職　　業	アルバイト(シーツ交換などのホテル清掃業務)
家族歴	母親：糖尿病，父親の親戚：糖尿病(治療内容は不明)
既往歴	特記すべきことはなし
身　　長	162cm
妊娠前の体重	73kg(BMI 27.8，標準体重57.7kg)
23週の体重	74kg(非妊時より＋1kg)，BMI 28.2
妊娠・分娩歴	1妊0産

Aさんが妊娠糖尿病と診断されるまでの経過

　Aさんは産科通院中，75g経口ブドウ糖負荷試験(oral glucose tolerance test；75gOGTT)で空腹時1点において基準値より高値を認めたためGDMと診断され，妊娠23週4日で産科より糖尿病内科外来へ紹介となりました(GDMの診断基準はp.14の**表1-1**参照)．

【75g経口ブドウ糖負荷試験】

空腹時：**104mg/dL**　　30分後：161mg/dL　　60分後：168mg/dL　　120分後：131mg/dL

【HbA1c】

5.2％

Aさんは，高血糖を指摘されたのは今回がはじめてとのことでした．医師からAさんに，GDMであること，高血糖が胎児に影響を及ぼす可能性があることが説明され，看護師(CN)に対し，血糖自己測定および簡単な食事療法についての指導依頼がありました．

▶ アセスメントと看護の方向性

Aさんは糖尿病の家族歴があり，非妊娠時から肥満でインスリン抵抗性があることからもGDM発症のリスクが高い状態でした．また，妊娠中期以降は胎盤産生ホルモンの分泌が増加し，インスリン抵抗性が増大する時期であり，妊娠中の高血糖による母体合併症，胎児合併症を予防するため，厳格な血糖コントロールをしていく必要があります．

妊娠中期は通常，つわりが落ち着き，胎動を感じ始め，心理的にも安定する時期ですが，Aさんははじめての妊娠であり，かつ転居したばかりの慣れない地域での生活のなかGDMと診断され，その不安は大きいと考えられます．Aさんの言動や様子から心理的な状態を把握しながら，GDMについての理解を促し，食生活や活動などの生活を見直すと同時に，母子ともに合併症を生じることなく，安心して出産が迎えられるように支援を行う必要があります．

妊娠中期〜退院後までの看護

1 ≫ 妊娠中期

❶ 初回の介入（妊娠23週4日）

▶ 看護の実際

● はじめて妊娠糖尿病と診断された心理状態を理解し，負担を軽減する

看護師はまずAさんに挨拶し，不安がないかを尋ね，何でも話してよいことを伝えました．

Aさん：「はじめての妊娠で，わからないことがいろいろあって……．血糖値が高いと言われてびっくりしています．先生(医師)から血糖が高いと赤ちゃんによくないと聞きました．出産するともとに戻りますか？」(不安そうな表情)

CN：「出産後のことが気になるのですね．妊娠中に胎盤から出るホルモンの影響によって血糖値が高くなっているので，ほとんどの場合，出産すればもとに戻りますが，将来糖尿病になりやすいともいわれています」

Aさん：「そうですか……．赤ちゃんは無事に育ちますか？」

CN：「無事に育つように私達がお手伝いをしますよ．お母さんの血糖値が高いと赤ちゃんも高血糖になるため，赤ちゃん自身が血糖値を下げようとインスリンをたくさん出します．そうすると，インスリンは成長を促すホルモンでもあるので，赤ちゃんが大きくなりすぎる，いわゆる巨大児になります．赤ちゃんが大きくなりすぎると，分娩時に難産になったり，お母さんや赤ちゃんの身体に影響があるため注意する必要があります」(Aさんをサポートすることを伝えるとともに，高血糖による胎児への影響を説明).

Aさん：「ありがとうございます．知らない土地で暮らし始めたばかりで，実家も遠く，知り合いも少ないんです」

CN：「周囲に知り合いも少ないなかでのはじめての妊娠は不安ですね」(Aさんを労い，出産まで全力

でサポートすることを繰り返し伝える）

Aさん：「そうなんです」（表情が少し和らぐ）

● **妊娠糖尿病とインスリン分泌・血糖値の関係について理解を促す**

CN：「もともと妊婦さんは血糖値が上がりやすいのですが，まず，なぜ妊娠すると血糖値が上がりやすいのかをお話しします．私たちの体の中には，身体のバランスや調子を整えるためにたくさんのホルモンが分泌されています．その一つとして，膵臓からインスリンという血糖値を下げるホルモンが分泌されています．インスリンは血糖を下げる唯一のホルモンです．

（p.125の図3-1を見せながら）これは体内のインスリンが１日のなかでどのように分泌されるかを表したものです．インスリンは１日中体内を少しずつある一定量流れています．これを基礎分泌といいます．先ほど説明したように血糖を上げるホルモンは１日中出ているので，血糖値が上がらないようにするためにインスリンが分泌されているのです．そして，食事や間食のたびに増える血液中のブドウ糖を下げるためにもインスリンが分泌されます．これを追加分泌といいます．妊娠すると子宮に胎盤がつくられ，胎盤から赤ちゃんに栄養が送られるのですが，胎盤から出るホルモンはインスリンの働きを抑え，血糖値を上げる作用があります．そのため妊婦さんではインスリン分泌量が増え，食後の血糖上昇を抑えるためにすばやくインスリンが分泌されます．しかし，Aさんのようにご家族に糖尿病の方がいるなど糖尿病になりやすい体質をもっている妊婦さんは，インスリン分泌量が少なかったり，食事のたびに分泌されるインスリンが遅れて分泌される傾向があるため，血糖値を十分に下げることができない状況が起こっています」

Aさん：「私は妊娠糖尿病になりやすい体質をもっているんですね……．インスリンの分泌量が少なかったり，分泌のタイミングが悪くて血糖値が上がりすぎているということは，血糖値を下げなくちゃいけないんですよね？」

CN：「そうですね．通常，妊娠時の血糖値は低めにコントロールされます．妊娠糖尿病と診断されたAさんの場合は，食前血糖値で100mg/dL以下，食後１時間で140mg/dL以下，食後２時間で120mg/dL以下[1,2]になるようにコントロールをしていきましょう（表3-1）」

Aさん：「血糖値を低く保つにはどうすればいいですか？」

CN：「まずは血糖値を測定して，血糖値がどのように変動しているかをみる必要があります．同時に，血糖値を上げる原因となる食事を見直していきましょう」

Aさん：「わかりました」

● **血糖自己測定の方法を指導し，血糖コントロールへの理解を促す**

CN：「血糖値は食事内容や活動によって変化します．どのようなもので血糖が上がりやすいのか，上がりにくいのかなど，血糖値の変動やその要因を把握するため，血糖自己測定を

表3-1　妊娠中の血糖コントロール目標値

食 前	100mg/dL以下
食後1時間	140mg/dL以下
食後2時間	120mg/dL以下

129

行う必要があります．血糖を測ることで自分なりに気をつけることができますから，毎食前，食後１時間，食後２時間にできる範囲で測定しましょう」(血糖自己測定の必要性と測定のタイミングを説明).

Aさん：「わかりました．でも，皮膚に針を刺すのは痛くないですか？」(少し不安な表情)

CN：「痛みはわずかですが，痛みの少ない場所を選ぶコツをお伝えしますね」(Aさんに血糖測定器と穿刺具を見てもらいながら実際に練習．血糖自己測定の手順はすぐに覚えられ，穿刺のコツもつかむことができた．⇒chapter 2 - column① 参照)

Aさん：(笑顔で)「思ったほど痛くないのでできそうです．やってみます」

CN：「血糖コントロール目標値(表3-1)，食事内容や活動内容，気づいたことなどをノートの備考欄にメモしておくといいですよ」

● 食生活における高血糖の要因を一緒に探る

血糖自己測定の指導の後，看護師はAさんの生活の様子を尋ねました．初回のため，指導時間が長くなると負担になると考え，食生活を中心に確認することとしました．

> **Aさんの食生活**
>
> **朝食**：食パン１枚と卵(目玉焼き，ゆで卵など)
>
> **昼食，夕食**：チャーハン，カレーライス，パスタ，丼物，肉野菜炒めなど．
> ご飯が好きで，お腹がすくとおにぎりやパンなどを食べることがある．
>
> **間食**：果物(マンゴー，スイカ，桃，ブドウなど)が好きでときどき食べる．スナック菓子は食べない．甘いお菓子は月に数回で，もともと甘いものはあまり好きではない．夕食後にときどき牛乳を飲む．

Aさんの話から，主食(炭水化物)や果糖を多く摂取する食生活であり，血糖値の上昇に影響していることが考えられました．

CN：「Aさんは主食や果物など炭水化物を多めに摂る習慣があるようですね」

Aさん：「ご飯と果物が大好きなんです．やはり摂り過ぎですか？」

CN：(p.125の図3-2を見せながら)「食事をバランス良く食べることが大切です．炭水化物は大切なエネルギーですが，消化が早いので急激に血糖を上昇させ，急に下がります．食後１時間後が血糖上昇のピークとなるイメージです．たとえば，果物の果糖はとても吸収が早いので急に血糖値が上がります．ジュースなどはもっと急に上がります．脂質はゆっくり消化されるため血糖値も急激には上昇しにくいのですが，だらだらと長く高い血糖値が維持されます．たんぱく質はその中間のイメージです．Aさんがよく食べているカレーライスや丼物(牛丼や天丼)などは炭水化物の量が多く，油も多く使っている料理なので，血糖値が急上昇した後，なかなか下がらない状態になります」

Aさん：「カレーライスや丼物は血糖値が上がりやすく下がりにくいのですね」

CN：「そうですね．血糖値を上がりにくくする食事の摂り方が大切です．たとえば，ご飯と肉野菜炒め，焼き魚など定食のような食事にする．ご飯(炭水化物)と肉や魚(たんぱく質)，炒めものにはオリーブオイルなど質の良い油(脂質)を使い，野菜をたっぷり摂るようなバ

ランスの良い食べ方をすると良いと思います．野菜は緑の葉っぱものを中心にしてください．ジャガイモなどのイモ類やカボチャ，トウモロコシなどは食物繊維が多いので良い食品ですが，糖質も多いのでご飯と考えて，摂り過ぎに注意しましょう．血糖値の目標は食後1時間のピークが140mg/dLをこえないようにする必要があります．先に野菜を食べて食物繊維を摂り，1回の食事に20分以上かけてゆっくり食べることで急激な血糖上昇を抑えること，バランス良く食べること，一気食いせず1日3回できるだけ決まった時間に食べることで血糖値の上下を少なくすることが重要です．先ほど説明した血糖自己測定で，血糖値を確認していきましょう」

Aさん：(うなずきながら)「食事内容や食べる順序が大切なんですね．はじめて知りました．血糖値を測って確認してみます．まずは炭水化物を摂りすぎないようにしなくちゃ」

CN：「これは重要なポイントなんですが，血糖値の上昇を抑えようと炭水化物を控えすぎることはよくありません．炭水化物を控えすぎると必要なエネルギーが足りなくなります．極度に不足すると身体の筋肉や脂肪を無理に分解してエネルギーとして利用しようとします．その結果，ケトン体という代謝産物が発生し赤ちゃんに影響を及ぼします．"炭水化物はきちんと摂る"と覚えておいてください．
食事時間をだいたい一定にすること，3回の主食の量を一定にすることが，急激に血糖を上昇させないポイントです．ご飯なら茶碗1杯(200g)，食パンなら6枚切り1枚くらいです．食後1時間の血糖値のピークが140mg/dLをこえるようなら，さらに炭水化物を分割して摂ることも考えますが，まずは3回きちんと摂取してみましょう」

Aさん：「ちょっと心配……．うまくいくかな」

CN：「心配ですよね．次回の受診で一緒に血糖自己測定ノートを見ながら食生活を振り返り，また相談しましょう」

Aさん：「そうですね．やってみます」

> **食事療法の指示カロリー**
> ・Aさんの標準体重57.7kg×30kcal＝1,731kcal（医師の指示カロリー：1,700kcal）
> ・肥満があるため，妊娠時のカロリー摂取量の付加は行わずに経過観察．

▶ 評価および次回の看護の方向性

Aさんは慣れない地域でのはじめての妊娠で，不安も多いと考えます．GDMに対する不安が軽減され，安心して出産の準備ができるよう支援していくことが大切です．肥満もあり，主食（炭水化物）が多い食生活であることが把握できたため，食生活の見直しも必要でしょう．

次回は，血糖自己測定の結果を見ながら生活の振り返りを行い，具体的にアドバイスしていく必要があります．特に，炭水化物は減らし過ぎると児の成長に影響を及ぼすため注意していく必要があります．

▶ 指導のポイント

・はじめての妊娠であることを念頭におき，不安に思う気持ちを考慮し支援する．

- 血糖自己測定の手技を習得し，Aさん自身で血糖の変動を把握できるように指導する．
- 食生活を見直し，炭水化物はカロリー摂取量全体の50〜60％の範囲内にするように支援する．

2　2回目の介入(妊娠25週4日)

▶ 看護の実際

● 妊娠糖尿病の受け入れ状況を確認し心理的サポートを行う

Aさんが血糖自己測定のノートを持参し，糖尿病外来を再度受診しました．

CN：「今の気持ちはいかがですか？　何か不安なことはありますか？」

Aさん：「血糖値が高くなると赤ちゃんのことが心配になります．はじめの数日は血糖値が急に高くなってびっくりしました」

CN：(Aさんの話をうなずきながら聞き，家族の反応を尋ねる)

Aさん：「夫も驚いていました．ネットなどで妊娠糖尿病のことを調べていました．両親が心配するので妊娠糖尿病のことは言わないことにしました．食事に気をつけようと夫婦で話しています」

CN：「ご主人が妊娠糖尿病のことや日常生活のことなど心配しておられるようでしたら，いつでも説明しますよ」

Aさん：「ありがとうございます．夫に相談してみます」

● 血糖自己測定による痛みや心理的負担を軽減する

Aさんはきちんと血糖自己測定を行い，ノートに記録をとっていました．

CN：「毎日欠かさず測定し，頑張っていますね．血糖自己測定の負担はありませんか？」

Aさん：(笑顔で)「少し痛いけど大丈夫です」

再度，血糖測定の手技の確認を行ったところ，血糖測定器の取り扱いや手順に問題はありませんでした．穿刺時の痛みが少ない部位について再度説明しました．

● 生活を一緒に振り返り，血糖値への影響について理解を促す

看護師は，血糖自己測定の結果(**表3-2**)を見ながら，Aさんに生活の様子を詳しく確認することにしました．

生活の様子

6：00　起床

7：00　朝食．夫と一緒に食べる．食パン1枚と卵，牛乳

午前中　掃除や洗濯を済ませた後，携帯ゲームや漫画，TVを観て過ごす．

12：00　昼食．メニューは丼物(ご飯茶碗1杯くらい)，パスタ，サラダ，肉野菜炒めなど簡単に作れるもの．

15：00時頃　1時間くらい散歩し，スーパーに買い物に出かける．携帯電話で友人とLINEやメールをする．

18：00　夕飯の準備など

19：00頃　夕食．メニューは魚や肉を焼いたもの，ご飯，サラダなど．

表3-2　Aさんの血糖自己測定の結果（〜25週まで）

測定日	朝食前	朝食1時間後	昼食前	昼食1時間後	夕食前	夕食1時間後	夕食2時間後	備考
6 /24（月）					90	182		受診 夕食：カレーライス＋サラダ
6 /25（火）	97	116	86	126		170		夕食：ナポリタン＋サラダ
6 /26（水）	85	112		113		121		
6 /27（木）		92		118		96	105	アルバイト 昼食：コンビニの鮭弁当（ご飯を半分残す）
6 /28（金）	90			105			82	
6 /29（土）				78		129	91	
6 /30（日）		105		126		131		
7 / 1（月）		81		160		96		アルバイト 昼食：コンビニの幕の内弁当（ご飯を全部食べた）
7 / 2（火）		121		91		84	115	
7 / 3（水）				113				
7 / 4（木）		94		98		110		アルバイト 昼食：和風パスタ＋サラダ
7 / 5（金）		91						
7 / 6（土）				128		73		
7 / 7（日）		87		152		87	119	昼食：外食（デミグラスソースハンバーグ定食，ご飯を半分残した）
7 / 8（月）		87						
7 / 9（火）		128						
7 /10（水）				106				

赤字：血糖コントロール目標値（表3-1）より高値.

- **間食**：果物（桃やブドウなど）
- **仕事**：週2回（10：00〜15：00）のアルバイト（ホテルの清掃，シーツ交換）
  　　　業務中はかなり身体を動かし，休憩時間に昼食（コンビニお弁当等）を食べる.
- **カロリー摂取量**：約1,800kcal/日（炭水化物の割合は約60％）

CN：（Aさんと表3-2の血糖自己測定ノートを見ながら）「6月24日の夕方は血糖値が上がっていますね」

Aさん：「カレーライスは良くないと聞いていたのですが，帰りが遅くなったので仕方なく……．ご飯の量を減らしたのですがやっぱり血糖値が高くなって驚きました．今までは血糖値を測っていなかったので，これまでも気づかないうちに血糖値が高くなっていたことがあったかもしれません．翌朝の血糖値が少し高いのもカレーライスのせいですか？次の日はナポリタンを食べましたが，少し高くなっていました．サラダは食べるようにしています」

CN：「サラダを摂るようにしたのは良いですね．カレーライスは炭水化物の量も多くなりがち

ですが，やはり油の量が多く，血糖値がだらだらと高い状態が続きます．翌朝の血糖値が高めなのもカレーライスの影響かもしれません．パスタは種類によりますが，ナポリタンはケチャップなど砂糖が含まれる調味料が多いため血糖値が上がりやすくなります」

Aさん：「たしかに醤油味の和風パスタにした7月4日は血糖値が上がっていませんね」

CN：「自分なりに血糖値を見ながら考えられていますね．6月27日の昼食は鮭弁当ですが，血糖値が上がっていませんね．7月1日の幕の内弁当の昼食後は上がっているようです」

Aさん：「この日はご飯を全部食べたからかもしれません」

CN：「幕の内弁当は和食で一見ヘルシーに思われますが，煮物が多いのでレンコンやカボチャ，サトイモなど炭水化物が多くなります．砂糖など糖質の調味料も多く使われているのでカロリーは思った以上に高く，血糖値も上がりやすいので注意が必要ですよ」

Aさん：「和食であれば大丈夫，と単純に思っていました．7月7日は久しぶりに主人と外食をしてハンバーグ定食を頼んだので，ご飯は半分にしたのですが，それでも少し血糖値が高くなってしまいました」

CN：「デミグラスソースは調味料が多いこともあって血糖値が上がったのかもしれません．備考欄が空欄の日は自宅でご飯を食べているのですか？」

Aさん：「そうです．朝はパン1枚と目玉焼きかスクランブルエッグか……．あと，トマトやキュウリなどを簡単に切ったサラダを食べています．昼も夜もアルバイトの時以外は基本的に家で食事をしています．手の込んだものは作れないですけど，ご飯とお肉や魚を焼いたもの，サラダかおひたしのようなものを食べています．以前は昼食にも親子丼や牛丼などの丼物をよく食べていましたが，食べないように気をつけています」

CN：「食事の食べ方やバランスを工夫して，意識的に野菜も食べておられるので，とても良いですね．血糖値はところどころ上がってはいますが，全体をみると目標の血糖値をほぼ保てていますよ．食後に血糖値が上がるのが気になると思いますが，先に野菜を食べること，よく噛むこと，炒めものを少なくすることなどを工夫すれば，食後の血糖上昇が抑えられます．食後の高血糖を気にして炭水化物を減らすと赤ちゃんによくありません．赤ちゃんにしっかりエネルギーを届けましょう．この前もお話しましたが，食物繊維もしっかり摂って血糖値の上昇を抑えていきましょうね．今もシーツ交換のアルバイトの仕事を続けておられるようですが，つらくないですか？」

Aさん：「今のところ，お腹がはったりつらくなったりすることはありません．いい運動になっていると思います」

CN：「アルバイトの日は，身体を動かしているので血糖値が上がりにくいようですね」

　医師から，グルコースの変動を確認してインスリン導入の必要性を判断するために持続血糖測定器(flash glucose monitoring；FGM)装着の指示があり，測定器の取り扱い方法をAさんに説明しました．

▶評価および次回の看護の方向性

　GDMと診断され，心理的負担が生じていますが，夫とGDMのことを話し合うことができているようです．本人の訴えを聞きながら，家族(夫)への介入を調整していく必要があります．

Aさんは生活のなかで血糖自己測定を行い，食事のバランスに気をつけていました．血糖値の振り返りも行っており，食後の高血糖を気にしていました．食後の高血糖を抑えるために食事の摂り方を意識してもらう必要があります．ただし，妊娠期は糖質制限によりケトン体産生が亢進しやすいため，食後の高血糖を意識するあまり，主食を減らしすぎないよう注意していきます．

次回は，体重の変動とFGMの結果をもとに血糖コントロールの状態をさらに確認していく必要があります．

▶ 指導のポイント

- 主食が多いと血糖値は上がりやすい．これまでのAさんの食事は主食の量が多かったため，ご飯の目安を200gにするよう説明する．
- 血糖値を気にしすぎて，炭水化物を減らしすぎないように繰り返し説明する．
- できる範囲で先に野菜を食べ，よく噛むことを繰り返し説明する．

2 》 妊娠後期

1 3回目の介入（妊娠28週4日）

体重：75.5kg（非妊時より＋2.5kg）

検査データ：尿糖（－），尿タンパク（－），尿ケトン体（－），グリコアルブミン14.5％，
血圧126/82mmHg，浮腫（－）

▶ 看護の実際

● **生活を一緒に振り返り，血糖値への影響について理解を促す**

Aさんとともに血糖自己測定ノート（**表3-3**）とFGMの結果（**図3-3**）を照らし合わせながら振り返りを行いました．

CN：「食後1時間を中心にしっかり血糖測定をしていますね．FGMで1日24時間のグルコース値を見ていかがでしたか？」

Aさん：「1日の血糖値の変化がわかりました．やはり食べると上がるし，上がりやすい食べ物も少しずつわかってきました．7月13日はアルバイトで体を動かしているからと思って，コンビニの鮭弁当を全部食べました．でも少し血糖値が高くなってしまいました」

CN：「鮭弁当のご飯は200gなので量的には摂り過ぎてはいませんよ．アルバイトで体を動かしているにもかかわらず血糖値が上がっていますが，これは妊娠27週に入って胎盤もどんどん大きくなり，赤ちゃんも大きくなっていきますので，胎盤から出ているホルモンの影響も考えられます．7月12日や7月14〜17日は朝食①・②，昼食①・②とあり（**図3-3**），食事を2回に分けているようですね．分けて食べている日は血糖値の上昇が抑えられています」

Aさん：「そうですね．おなかが大きくなって，1回にたくさんは食べられなくなってきたこともあり，2〜3時間ごとに少しずつ分けて食べています．野菜を多く摂って，肉や魚も食べるように意識しています．ご飯も減らしすぎないように気をつけています．アルバイトの日は分けて食べることができないので，やっぱり少し高くなりますね」

chap 3 事例から学ぶ　妊娠糖尿病ケア

表3-3　Aさんの血糖自己測定の結果（～28週まで）

測定日	朝食前	朝食1時間後	昼食前	昼食1時間後	夕食前	夕食1時間後	夕食2時間後	備　考
7/8（月）		87						
7/9（火）		128						
7/10（水）				106				受診 持続血糖測定器（FGM）装着
7/11（木）		92		102				
7/12（金）	88			63		123		
7/13（土）				143		98		アルバイト 昼食：コンビニの鮭弁当（ご飯残さず）
7/14（日）				156		111		昼食：カレー丼
7/15（月）		78		124		96		
7/16（火）				142		84		アルバイト 昼食：コンビニの中華丼（ご飯減らす）
7/17（水）			142	89		138		昼食前に果物（ブドウ） 夕食：外食
7/18（木）				76		73		
7/19（金）		87		108		98		
7/20（土）				105		73		アルバイト 昼食：コンビニの和風パスタ＋サラダ
7/21（日）		88		123		99		

赤字：血糖コントロール目標値（表3-1）より高値．

CN：「妊娠後期に入るとインスリンが効きにくくなり，血糖値が上がりやすくなりますが，ご自身で考えて少しずつ分けて食べていることで血糖コントロールは良好ですよ」

Aさん：「自分でもうまくいっていると思います」
（食後の血糖値がほぼ正常範囲内になっていることを一緒に喜び合った）

Aさん：「7月14日はルーを少し薄めたカレー丼にしましたが，やはり血糖値が上がっていますからやめたほうがいいですね」

CN：「カレーはやはり血糖値が上がってしまうので，今はやめたほうがよさそうですね．血糖値が上昇しやすいメニューには『お』（オムライス）・『か』（カレー）・『あ』（アイスクリーム）・『さん』（サンドイッチ）・『や』（焼きそば）・『す』（スパゲティ）・『め』（麺類，目玉焼き）などがあります．『おかあさんやすめ』で覚えると良いですよ．ほぼ炭水化物のみの食べ物が多いですよね」

Aさん：「覚えやすいですね．スパゲティも良くないんですね．和風だったら大丈夫と安心していました」

CN：「血糖が上がる原因をご自身で理解して修正につなげることができていて良いと思いますよ．この調子で続けてくださいね．身体によい食品には『ま』（豆，大豆など）・『ご』（ごま，ナッツなど）・『は（わ）』（わかめ，昆布など）・『や』（野菜，根菜）・『さ』（魚）・『し』（しいたけ，きのこ）・『い』（イモ類）などがあります．これも良い覚え方があって『まごは

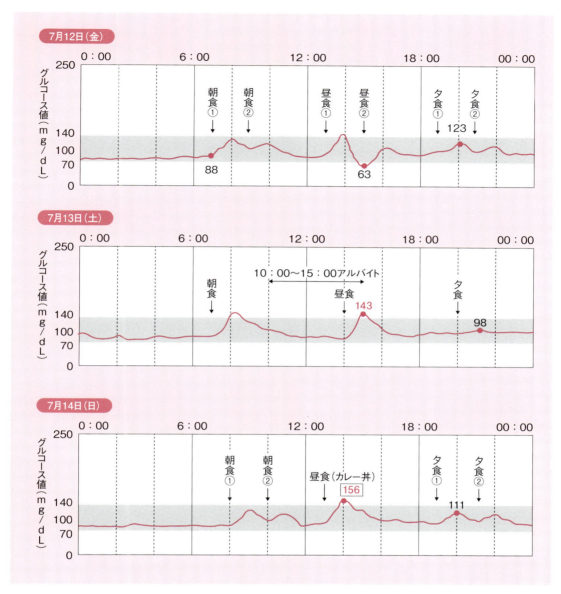

図3-3　AさんのFGMの結果（7月12日～7月17日）

　　　　　　やさしい』で覚えるといいですよ」
- Aさん：「おもしろい覚え方ですね．すぐに覚えられそうです」
- Aさん：「7月17日は少しだからと思ってブドウを食べたらすごく血糖値が上がってびっくりしました．前に言われていたとおり，果物はすごく上がりますね」
- CN：「そうですね．びっくりしましたね．でもその後はしっかり下がっているので大丈夫ですよ．生の果物はビタミンCやカリウムなどミネラルが含まれているので食べたほうがよい食品ですが，Aさんがブドウを食べてびっくりされたとおり，血糖値が上がりやすいです．ご飯のように，1回で食べず2回程度に分けて食べたほうがよいですね．今の時期だと，

chap 3 事例から学ぶ　妊娠糖尿病ケア

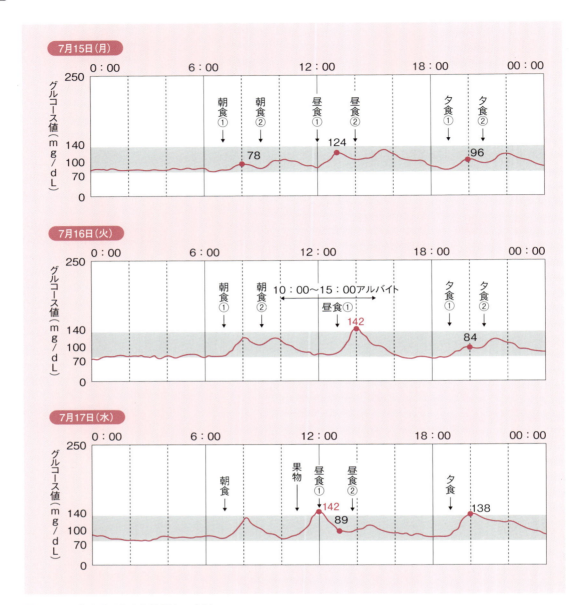

図3-3　AさんのFGMの結果（つづき）

　　　　1日の目安として桃なら1個，グレープフルーツなら1/2個，ブドウは10粒ぐらいが適量なので，2回に分ける場合，1回分はその半分となります」（食品の摂取量の目安を写真を見せながら説明）

Aさん：「ブドウだと1回5粒ぐらいですね……．自分では"少ししか食べていない"と思っていましたが，食べ過ぎていたようです．アルバイトの日は動いているのでそれほど血糖値が上がりませんが，アルバイトのない日はあまり動かないうえに，つい果物などの間食もしやすいので気をつけないといけないですね」

CN：「そうですね．アルバイトのない日は何かしたほうがよいかもしれません．テレビを観な

がらストレッチやラジオ体操をするのもいいですよ．運動をすると血糖値が下がりやすくなりますし，インスリンの効きめも良くなるんです．自分の身体から出ているインスリンを有効に使うことができるんですよ」

Aさん：「確かに，仕事のない日はだらだら過ごしがちなのでストレッチを始めてみようかな．気持ちもいいし，眠りも深くなりそうです」

CN：「そうですね．リラックス効果もありますしね」

● 評価および次回の看護の方向性

　血糖自己測定（SMBG）およびFGMの結果をもとに，看護師と一緒に振り返りを行った結果，Aさんなりに少しずつではありますが，食品やメニューによって血糖値が変動することや，分割食にすると血糖値が上がりにくいことを理解できるようになってきています．また，これまでの食習慣に問題があることも認識できるようになってきています．FGMの結果から，24時間のグルコース値が大きくは変動していないことが把握できました．Aさんの食事に対する取り組みが一時的なものではなく，出産後も継続，習慣化できるよう，改善策や工夫をできるだけ具体的に繰り返し提案していくことが必要です．また，妊娠後期に向けて，胎盤産生ホルモンが増加し，ますます血糖値が上昇しやすくなることを伝えます．加えて炭水化物を減らしすぎていないか注意していく必要があります．

❷ 4回目の介入（妊娠30週4日）

体重：76kg（非妊時＋3kg）

検査データ：尿糖（−），尿タンパク（＋），尿ケトン体（−），HbA1c 4.9%（Hb11.0g/dL），
　　　　　　　血圧 136/76mmHg，浮腫（−）

▶ 看護の実際

● 生活を一緒に振り返り，血糖値への影響について理解を促す

Aさん：「ご飯を食べた後にしんどくなります．たくさん食べられないので少しずつ食べています．血糖値は食前63〜70mg/dL台で，食後1時間で高くて137mg/dLです．野菜やスープを少しずつ摂っています．産科の先生から，赤ちゃんの体重も正常で元気と言われほっとしました．だんだんアルバイトがきつくなってきたので，今は休ませてもらっています」

CN：「血糖値も安定しているし，うまくコントロールをされています．赤ちゃんの体重も順調に増えているようで良かったですね．ただ，血圧が130mmHgとやや高めで，尿タンパク（＋）となっているのが気になりますね．少しずつ食べることは血糖コントロールには良いのですが，たくさん食べられないのでスープ類が増えている結果，塩分が多くなっているのかもしれません．スープの量に注意してみてください．血糖値は安定しているので，できる範囲で1日3回程度これまでどおりの血糖測定を続けてくださいね．
　　　ご自宅に血圧計があれば朝起床時に1回測ってみてください．血圧の上昇には睡眠，休息，入浴などがかかわってきます．ゆっくりリラックスできることも大切です」

chap
3

2　妊娠中期に妊娠糖尿病と診断され，食事療法と運動療法を実践した事例

chap 3 事例から学ぶ　妊娠糖尿病ケア

▶ 評価および次回の看護の方向性

　妊娠後期であり，胎盤産生ホルモンの影響でインスリン抵抗性が増強する時期ですが，胎児の成長に伴い胃が圧迫され一度にたくさん食べられない事情もあって，少しずつ食べるようにしている結果，血糖値はとても安定しています．母児の体重増加も問題ありません．しかし，スープが増えていることが影響してか，塩分摂取量が増えているようです．血圧が上昇傾向で，尿タンパクが出ていることから，妊娠高血圧症候群の悪化をきたさないよう，血糖コントロールとともに，塩分摂取の指導も行い経過をみていく必要があります．

▶ 指導のポイント

- インスリン抵抗性が亢進し，血糖値のコントロールが難しい時期であるが，うまくコントロールができていることを強みに，塩分を意識した食事への支援をしていく必要がある．

3　5回目の介入(妊娠32週4日)

　体重：77kg(非妊時＋4kg)

　検査データ：尿糖(－)，尿タンパク(＋)，尿ケトン体(－)，血圧132/66mmHg，浮腫(－)

▶ 看護の実際

- 活動量の低下による血糖コントロールや体重コントロールへの影響について理解を促す

　血糖値の上昇はありませんでしたが，2週間で1kgの体重の増加がありました．

　Aさん：「お腹が大きくなり，シーツ交換の業務ができなくなってきたため，一旦アルバイトを辞めることにしました」

　CN：「体重の増加は，アルバイトを辞めて活動量が少なくなったことが影響しているかもしれませんね．食後にゆっくりでよいので散歩してはいかがでしょうか」

　Aさん：「動くのが億劫になってきて……．携帯ゲームをしたりTVを観たりしてばかりだったので，少し気をつけてみます」

　インスリン抵抗性の亢進は続いており血糖値への影響が考えられるため，血糖コントロールとともに体重コントロールも重要です．

　その後，Aさんはこれまでどおり食事に気をつけ，午後の散歩も続けることで，血糖値や体重のコントロールは安定して経過しました．尿タンパクの増加や高血圧の状態もコントロールすることができました．

3 ≫ 分娩期・産褥期

1　出産のために入院(妊娠41週5日)

　分娩前の体重：78kg(非妊時＋5kg)

　経腟分娩で3,205gの女児を出産．新生児低血糖も認められませんでした．

　無事に出産できたことをともに喜び，長期間にわたる血糖コントロールと食生活等の改善を継続してきたAさんの努力のおかげであることを労いました．

140

2 産褥3日

　出産後，血糖値は正常に戻り，「説明で聞いていたとおり産後は血糖値が下がり，安心しました」とAさんは安堵の表情を見せました．

4 ≫ 退院後

1 出産1か月後

　　75gOGTT検査：異常なし

▶ 看護の実際

　GDM既往女性は今後糖尿病になりやすいこと，さらに家族歴からもそのリスクが高いことを説明し，今後は年1回程度内科を受診するよう勧めました．Aさんは明るい表情で，「授乳で睡眠不足はあるけれど，夫の協力もあって頑張っています」と話されました．きちんと育児を続けるためにも，糖尿病の発症予防のためにも，できるだけ規則正しく適切な食事をバランス良く食べてほしいこと，体重もまずは妊娠前の体重まで減量してほしいことを話しました．また，第2子を予定している場合には，計画妊娠が重要であること，妊娠がわかった時点で早めに糖尿病内科も受診するように伝えました．

▶ 指導のポイント

- 無事の出産を喜ぶとともに，今後の懸念について伝え，予防を支援する．
- GDM既往女性の2型糖尿病へのリスクについての説明に加え，肥満，家族歴があるため継続的な内科の受診を勧める．可能であれば1年後の予約をとっておく．
- 標準体重を目標に，バランスの良い「まごはやさしい」の食品等を意識した食事を，時間，量を意識して継続するよう伝える．
- 育児によって活動量は上がると考えられるが，体重を意識した活動・運動をこころがけるよう伝える．
- 第2子の妊娠時には，早めに糖尿病内科を受診するよう伝える．

■ 文　献

1) 日本産科婦人科学会, 日本産婦人科医会編：CQ005-2　妊娠糖尿病(GDM), 妊娠中の明らかな糖尿病, ならびに糖尿病(DM)合併妊婦の管理・分娩は？「産婦人科診療ガイドライン-産科編2017」, pp.29-31, 日本産科婦人科学会, 2017.
2) 日本糖尿病学会編：Q17-7　糖代謝異常妊婦の血糖コントロールをどのように行うか？「糖尿病診療ガイドライン2016」, p.377, 南江堂, 2016.

chap
3
事例から学ぶ　妊娠糖尿病ケア

Column ❸　妊娠中の血糖コントロールの状態を把握するための検査項目

　　　妊娠中の血糖コントロールは，母体や児の合併症を予防するために厳格に行う必要があります．血糖コントロール状態を把握するための指標となる検査項目および妊娠中の目標値を紹介します．

✤ 血糖値
- **測定意義**：空腹時，随時，食後など，測定時点の血糖値の状態を把握するための指標となります．
- **妊娠中の目標値**：空腹時 70〜100mg/dL，食前 100mg/dL 以下，食後2時間 120mg/dL 未満
- **注意点**：いつ血糖測定を実施したかが重要であり，妊娠期には血糖自己測定を頻回に行い，血糖の変動を把握していきます（chapter 2-②-column①参照）．

✤ グリコアルブミン（glycated albumin；GA）
- **測定意義**：過去約2週間の平均血糖値を把握するための指標となります．グルコースと結合しやすく半減期が短いため，食後の高血糖を反映しやすい検査項目です．
- **妊娠中の目標値**：15.8％未満（基準範囲11〜16％）
- **注意点**：血液アルブミンが低い場合や肥満の場合には値が低く出る可能性があります．

✤ HbA1c
- **測定意義**：過去1〜2か月間の平均血糖値を把握するための指標となります．
- **妊娠中の目標値**：6.2％未満（基準範囲4.6〜6.2％）
- **注意点**：赤血球寿命と関連し，鉄欠乏性貧血の回復期や，妊娠による貧血がみられる場合は低値になります．過去1〜2か月の血糖値の状態を示しているため，血糖値の変動をリアルタイムに把握することはできず，妊娠糖尿病の血糖コントロール指標として用いるには不十分といえます．

✤ 尿糖
- **測定意義**：糖尿病のスクリーニング，排尿後から次の排尿までの血糖値を把握するための指標となります．尿糖（＋）の場合には血糖値が上昇していることを示唆しています．
- **妊娠中の目標値**：定性法陰性（－）
- **注意点**：通常，血糖値が160〜180mg/dL以上になると尿糖が検出されます．血液中のブドウ糖は腎臓の糸球体でろ過された後，尿細管で再吸収され，排出されないようにコントロールされていますが，ブドウ糖の量が多くなると，再吸収しきれず排泄されてしまいます．妊娠期は血液量が増加するため，ブドウ糖排泄の閾値が低下し，血糖値が低くても検出されることがあります．そのため，尿糖が検出された場合には血糖値の状態を把握する必要があります．また，採尿後の尿を長時間放置した場合や，アスコルビン酸（ビタミンC）を服用している場合は低値を示すことがあります．

142

❖ ケトン体検査（尿中・血中）

- **測定意義**：糖尿病ケトアシドーシス（1型糖尿病，劇症1型糖尿病），糖エネルギー摂取障害（妊娠悪阻，飢餓，絶食等）のスクリーニングのために行われます．ブドウ糖の欠乏やインスリン分泌の不足などによりブドウ糖の利用が低下すると，糖代謝によるエネルギー供給の代替として脂肪酸による代謝が亢進し，その過程でケトン体が産生されますが，ケトン体は胎児の成長・発達に影響を及ぼします．インスリン抵抗性が増大する妊娠期は，脂肪酸による代謝が高まるためケトン体が産生されやすく，血糖値が高くなくても血中ケトン体が上昇しやすい状態（ケトーシス）になります（chapter1-4-MEMO参照）．妊娠糖尿病妊婦のなかには，血糖自己測定によって炭水化物を摂ると血糖値が上がりやすいことを自覚し，炭水化物を減らし過ぎた結果，ケトン体が多くなる場合があります．

- **妊娠中の目標値**：尿ケトン体（−），血中ケトン体（アセト酢酸：14〜68 μM，β-ヒドロキシ酪酸：0〜74 μM，総ケトン体：28〜120 μM，β-ヒドロキシ酪酸/アセト酢酸比：0.27〜1.21 μM，すべて空腹時）[1]

- **注意点**：血中のケトン体が多くなると尿中にも排泄されるようになります．尿ケトン体はケトン体のうちアセト酢酸しか測定できません．アセト酢酸は放置すると空気中で分解されやすいため，採尿後の尿は放置せずただちに測定する必要があります．

  糖尿病ではケトン体のうちβ-ヒドロキシ酪酸が高値となるため，血中のβ-ヒドロキシ酪酸を測定できる簡易血糖測定器もあります．外来やベッドサイドで素早く測定でき，ケトアシドーシスを起こしやすい糖尿病合併妊娠等の患者に自宅で測定してもらうこともあります．しかし，試験紙が高価なため（血糖測定センサーの5倍程度），血糖測定を行っている患者全員に配布するのは経済的に難しい状況があります．

❖ 尿タンパク

- **測定意義**：妊娠高血圧症候群のスクリーニング
- **妊娠中の目標値**：定性法陰性（−）
- **注意点**：妊娠糖尿病患者は，妊娠母体合併症である妊娠期高血圧症候群を起こしやすいため，血圧の変動と尿タンパクの有無を把握する必要があります．chapter3-2のAさんのように，血圧の上昇と同時に尿タンパクを認める場合には特に塩分の摂り過ぎにも注意が必要です．

▌文 献

1) 日本糖尿病学会編著：糖尿病専門医研修ガイドブック．改訂第7版，診断と治療社，2017．
2) 日本糖尿病学会編：糖尿病治療ガイド2018-2019．文光堂，2018．
3) 日本糖尿病療養指導士認定機構編：糖尿病療養指導ガイドブック2018．メディカルレビュー社，2018．
4) 道又元裕監修：関連図と検査で理解する 疾患 病態 生理パーフェクトガイド．総合医学社，2017．
5) 日本糖尿病・妊娠学会編：妊婦の糖代謝異常 診療・管理マニュアル．改訂第2版，メジカルビュー社，2018．
6) 日本妊娠高血圧学会：妊娠高血圧症候群新定義・臨床分類．http://www.jsshp.jp/journal/pdf/20180625_teigi_kaiteian.pdf（2019/7/1アクセス）

| chapter 3 | 事例から学ぶ　妊娠糖尿病ケア |

3. 妊娠初期に妊娠糖尿病と診断され，インスリン療法を実践した事例

事例

妊　婦	Bさん，35歳
診断名	妊娠糖尿病(妊娠13週6日)
家　族	夫，5歳の息子
職　業	会社員
家族歴	父親：糖尿病にて経口血糖降下薬内服，祖母：糖尿病でインスリン療法
既往歴	特記すべきことなし
身　長	156cm
妊娠前の体重	60kg (BMI 24.6，標準体重53.5kg)
16週の体重	60.5kg (非妊時より＋0.5kg)，BMI 24.8
妊娠・分娩歴	2妊1産(30歳の時に第1子出産)

Bさんが妊娠糖尿病と診断されるまでの経過

　Bさんは第1子出産時には妊娠糖尿病と診断されておらず，血糖も正常値で経過していました．今回，第2子妊娠し，妊娠初期の妊娠糖尿病(gestational diabetes mellitus；GDM)スクリーニングの結果，血糖値が121mg/dLとやや高値であったため75g経口ブドウ糖負荷試験を実施したところ，食後1時間値と2時間値の2点で基準値より高値となり，GDMと診断されました(GDMの診断基準はp.14の**表1-1**参照)．

【血糖値】121mg/dL　　**【HbA1c】**5.0%

【75g経口ブドウ糖負荷試験】

　空腹時：90mg/dL　**食後1時間値：184mg/dL**　**2時間値：162mg/dL**

　当日はBさんの仕事の都合で指導を行うことができませんでしたが，近日中に必ず来院してほしいことを伝え，次回の予約をとりました．

妊娠中期～退院後までの看護

1 ≫ 妊娠中期

1 初回の介入(妊娠16週3日)

　まずは，食事療法と血糖自己測定を実施し，次回の外来時に血糖自己測定ノートを持参するように医師から指示がありました．

▶ アセスメントと看護の方向性

　Bさんは出産経験がありますが，その時は高血糖の指摘はなく，今回はじめてGDMと診断されました．Bさんは高血糖が胎児に及ぼす影響や今後の対処法もわからず，さらに仕事と育児をしながら血糖自己測定や食事療法を行うこととなり，不安な思いがあるのではないかと推察されます．妊娠初期にGDMと診断された妊婦は，妊娠経過が進むにつれ高血糖となり，インスリン療法が必要となる可能性が高い傾向にあります．少しずつ変化していく身体の変化に合わせて血糖管理を行っていくことが重要であり，Bさんに寄り添いながら，無事に出産できるよう支援していく必要があります．

▶ 看護の実際

　Bさんに，糖尿病を専門としている看護師(CN)であること，妊娠中の血糖管理で困ったこと等を一緒に考え，Bさんが無事に出産できるように支援したいので，気になったことは遠慮なく話してほしいことを伝えました．

● 妊娠糖尿病についての理解を促す

　まず，医師からの説明内容をどのように理解しているかを確認しました．

Bさん：「妊娠糖尿病と説明され，血糖が高いので食事療法と血糖測定が必要と言われました．1人目の時は血糖が高いなんて言われたことがなかったのでびっくりしています．どうしてこんなことになったのでしょうか」

CN：「"糖尿病"とか"血糖が高い"と言われてびっくりしましたね．医師から説明があった妊娠糖尿病の状態は，妊娠中に血糖が上がる状態のことです．妊娠中のお母さんのおなかの中では，お母さんからの栄養や酸素などを赤ちゃんに届け，二酸化炭素や老廃物を受け取るために胎盤が働きます．胎盤は赤ちゃんを大きく育てるためにとても重要ですが，胎盤を育てるためにそこから出るホルモンが血糖値を上げます．血糖が上がると通常は膵臓からのインスリン分泌量が増えるのですが，インスリンの分泌量が増えない場合は，血糖値が高くなってしまいます」

Bさん：「そうなんですね．でも1人目の時は何も言われなかったのに，なぜ今回急に血糖値が上がってしまったのでしょう」

CN：「お1人目のお子さんの妊娠時は血糖値が高くならなかったかもしれませんが，35歳以上の妊婦さんや肥満の方，血縁関係があるご家族に糖尿病の方がおられる場合に妊娠糖尿病になりやすいのです．Bさんの場合は，お1人目の出産は30歳でしたが，現在35歳ですよね．また，肥満指数はBMIで判断し，BMI 25以上が肥満と判断されるのですが，妊娠前のBMIが24.6でやや肥満傾向にあります．また，お父さまとおばあさまが糖尿病だったようなので，もともと血糖が高くなりやすい体質をおもちなのかもしれませんね」

Bさん：「糖尿病ということは，私も父や祖母のように治療が必要なんですよね」

CN：「血糖が高いままだと，お母さんにも赤ちゃんにも影響する場合がありますので，安心して出産するためには，食事療法や運動療法によって，血糖を管理することが必要です．食事に気をつけ，軽い運動をしていても血糖が高くなる場合は，インスリン注射をすることもありますが，赤ちゃんには影響がないので大丈夫ですよ」

| chap 3 | 事例から学ぶ　妊娠糖尿病ケア |

Bさん：「これから大変ですね……．妊娠糖尿病は出産後も治らないのですか？」

CN：「なかには出産後も血糖値が高い状態が続く方がいますが，ほとんどの場合，出産後は血糖値が正常化します．本当に血糖が下がるかどうかは出産後の血糖測定をしてみないとわかりませんが，まずは，安心して出産できることを目標に頑張りましょう」

Bさん：「わかりました．少し希望がもてます．無事赤ちゃんが生まれてくるように頑張ります」

● 食事療法についての理解を促す

Bさん：「1人目の時よりつわりがひどくて，甘いものを食べないと気持ち悪くなるので，仕事中に飴をなめたり，チョコを食べたりしていました．今はかなり落ち着いてきましたが，甘いものを食べていたのがいけなかったんでしょうか」

CN：「飴は砂糖ですから，血糖値を高くします．チョコレートも砂糖と乳製品が多く含まれていて血糖を高くしますが，脂肪分が入っていることで，さらに血糖が高い状態が持続されてしまうんですよ（p.125の**図3-2**）」

Bさん：「つわりも落ち着いてきたので，甘いものは我慢することにします」

CN：「**図3-2**（p.125）を思い浮かべながら献立を考えると，炭水化物，たんぱく質，脂質をバランス良く摂取できるようになりますよ．これから管理栄養士が食事療法について説明しますので，適した食事や，炭水化物やたんぱく質，脂質を含む食材等についても詳しく説明してくれると思います．わからないことは質問してみてくださいね」

● 管理栄養士による食事療法の指導を行う

> **指示カロリーおよび指導内容**
> ・Bさんの標準体重53.5kg×30kcal＝1,605kcal（医師の指示カロリー：1,600kcal）
> ・主食は米飯150g，主菜は肉，魚，大豆，大豆製品等，副菜は野菜やきのこ，海藻類を摂るようにする．
> ・バランスのとれた食事をすることが重要であるため，まずは上記を目安にバランス良く摂取できるよう工夫する．
> ・味が濃くなってしまうと食べ過ぎてしまい，エネルギー量も多くなってしまうので注意する．

● 血糖管理の方法と目標値を説明する

　医師から，食前3回，食後3回の血糖自己測定を1日おきに行うよう指示がありました．妊娠中の血糖コントロール目標値[1]を設定し，説明しました．

> **妊娠中の血糖コントロール目標値**
> **食前血糖値**：100mg/dL以下
> **食後2時間値**：120mg/dL以下

　食後は，血糖コントロール目標値の指標となっている2時間値を測定すること，その際には食べ始めから2時間後に測定するように説明しました．また，血糖自己測定の方法や血糖自己測定ノートの記載方法も伝えました．

　次回受診時には看護外来でまた話を聞かせてほしいこと，自宅で困ったことがあれば連絡が

ほしいことを伝え，次回の看護外来の予約をしました．

▶ 評価および次回の看護の方向性

　Bさんは今回の妊娠ではじめてGDMと診断され，不安を感じているようです．つわりもあるため食事摂取量が安定せず，血糖管理が難しい時期ではありますが，まずはBさんに負担がかからない範囲でバランスの良い食事摂取と血糖自己測定を実施し，血糖を意識して生活できるように支援していくことが必要です．

▶ 指導のポイント

- ・妊娠期の心理的状況，GDMと診断された心理的状況を考慮し，Bさんに寄り添って支援する．
- ・GDMについて，Bさんが理解できるようにかみ砕いて説明する．
- ・つわりによる食事内容や摂取のタイミングによる血糖値の上昇について説明する．

❷ 2回目の介入（妊娠18週3日）

● 生活を一緒に振り返り，血糖値に影響を与える要因について理解を促す

　血糖自己測定の結果を確認しながら，Bさんとともに生活の振り返りを行いました．つわりはまだ続いている様子です．

生活の様子

6：00	朝食．食パン，サラダ，果物（リンゴ半分くらい，またはミカン1個）を摂取． 出勤の準備ができたら，徒歩（5分）で子どもを保育園に送った後，そのまま徒歩（10分）で駅に向かい電車で移動．会社の最寄駅から会社までは近い．仕事はデスクワークで，血糖測定しやすい環境．
12：00	昼食（社員食堂）．なるべく定食を選ぶようにしていたが，揚げ物や炒め物が多い．カロリーが表示されていたので，それを見ながらメニューを選んだ．
13：00～	デスクワーク
17：30	会社を出て，保育園に息子を迎えに行く．その後，息子と一緒に買い物に行くこともある．
19：00～20：00頃	夕食．米飯（100g），野菜スープ，ハンバーグ，サラダ等． 食後，子どもをお風呂に入れて，寝かしつける時に一緒に寝てしまうこともある．

　Bさんの血糖自己測定の結果を確認すると，食後の血糖が高かったことから，医師の指示により，インスリン療法（超速効型インスリン製剤ノボラピッド® 2-2-2）を開始することとなりました．

▶ アセスメントと看護の方向性

　Bさんにとって食事療法も血糖測定も今回がはじめてでしたが，仕事や育児をしながら頑

chap 3 | 事例から学ぶ 妊娠糖尿病ケア

張っていたようです．つわりの症状を軽減するために食べていた飴やチョコレートも控えていました．規則正しくバランスの良い食事を摂るよう意識し，血糖管理によって少しでも妊娠経過や胎児への影響を避けたいという思いの表れではないかと考えられます．それでも血糖は高くなっており，そのことで自責の念を抱く可能性もあり，精神面での支援が求められます．

インスリン自己注射の開始に伴い，腹部への注射が必要となります．妊婦の多くは腹部への注射やインスリンの投与が胎児に不利益を与えるのではないかという不安を抱きます．安全であることを理解できるように説明し，安心して実践できるよう支援が必要です．

▶ 看護の実際

まず，仕事や子育てで忙しいなか，血糖自己測定を実践したBさんの努力を労いました．

Bさん：「食事指導を受ける前と比較すると，飴やチョコレートなどは控えて，野菜も食べるようにしました．それなのにインスリン注射が必要になったのは，私の努力が足りなかったんでしょうか」

CN：「仕事と育児で忙しいなか，よく頑張っていたと思います．バランス良く食べる工夫もできていますね．血糖値が上がったのは，妊娠によって血糖が上がりやすいホルモンがたくさん出て，赤ちゃんの成長を支えている状態であることも影響しています．これから出産まで，血糖値がもっと上がる可能性はありますが，Bさんの行動が悪いのではなく，体の状態がそうさせているという面もありますよ」

Bさん：「それならしょうがないですね．インスリン注射も頑張ってみます」

● インスリン自己注射の方法を指導する（chapter3-column ④参照）

インスリンは，妊娠中でも妊婦や胎児に使用可能なノボラピッド®を使用すること，食事をすると血糖値が上昇するので，血糖値が上がりすぎないよう食直前に注射をすることを説明しました．また，インスリン自己注射は，おもに腹部の皮下に穿刺しますが，インスリン注射で使用する針は短いため子宮に届かず，胎児には影響がないことを伝えました．

インスリンデモ機やパンフレット等を使用して自己注射の手技の指導を行ったところ，すぐに手順を習得できました．インスリンの保管方法や使用済み針の廃棄方法を説明し，特に，第1子の手が届かないところで管理するように伝えました．

Bさん：「針を刺すのは怖いけど，赤ちゃんのために頑張ります．針を扱うので息子の前で注射するのは危ないですから，周囲の状況を見ながら注射するようにします」

CN：「そうですね．おなかが大きくなってきて腹部への注射が難しくなってきたら，太ももに注射してもいいですよ．妊娠糖尿病の妊婦さんは出産が近づくにつれ血糖が上昇するので，インスリンの投与量も増えていくかもしれませんが，それは自然なことですから，"自分の努力が足りないからだ"と思わないでくださいね」

● 低血糖時の対処法を伝える

インスリン療法の副作用として低血糖があります．血糖値70mg/dL以下が低血糖とされ，手が震える，冷や汗が出るなどさまざまな症状が現れます．人によって出現する症状は異なりますが，はじめての低血糖で経験した症状は次の低血糖時にも出現することが多いので，前回と同様の症状が出現したら低血糖の可能性が高いといえます．

> **CN**：「インスリン注射によって低血糖を起こしやすくなるので，低血糖かもしれないと思ったら，血糖を測定して値を確認してくださいね」

> **Bさん**：「もし低血糖かなと思ったらどうすればいいですか？」

> **CN**：「低血糖症状が出現したら，ブドウ糖を摂取するとすぐに改善します．外出時は必ずブドウ糖を携帯するようにしてください．特に，退社後にお子さんを保育園まで迎えに行く時間帯は空腹の状態でもあるので，低血糖症状が出現する可能性が高いため注意してくださいね」

▶ 評価および次回の看護の方向性

　Bさんは，育児と仕事を抱えながらも血糖自己測定を実践し，食事も工夫して改善できており，血糖管理に対する意欲がうかがえました．しかし，頑張っても血糖値が上昇してしまったことに対して，自己管理が悪かったことが影響しているのではないかという自責の思いもありました．今後，ますます血糖が上昇する可能性が考えられます．Bさんにとってはじめて経験することが多いので，不安が強くならないように事前説明をしっかり行い，不安の軽減に努めていくことが大切です．

　インスリン療法については，必要性を理解できており，手技も問題ありません．次回の受診時には自宅でどのように実践できていたか，不安事項はないか等の確認が必要です．

▶ 指導のポイント

- 生活の様子を妊婦とともに振り返り，改善・工夫している思いを共有し，言葉で「きちんとできている」ことを伝え，継続の自信になるように支援する．
- 今の身体の状態を伝え，過度に不安にならないように支援する．

MEMO インスリン自己注射指導のポイント

- 妊婦にとってははじめての経験であるため，不安な思いを共有するとともに，不安を軽減できるように支援する．
- 妊婦に使用可能なインスリン製剤を使用していることを説明する．
- インスリンやインスリンの針は胎児に影響がないことを説明する．
- 基本的な注射手技を指導する．
  - インスリン注射のタイミング
  - 注射部位の確認（腹部が大きくなってきた場合の注射部位も説明）
  - インスリンの保管方法
  - 使用済み針の廃棄方法
- 低血糖症状と症状出現時の対処法を説明する．

---

❸ 3回目の介入（妊娠22週3日）

　Bさんは「最近，胎動を感じることが多くなってきたから，ごめんねって言いながら注射していました」と話されました．1日を通して血糖値が高いため（**表3-4**），就寝前に持効型溶解イン

事例から学ぶ　妊娠糖尿病ケア

表3-4　妊娠22週3日の受診時にBさんが持参した血糖自己測定結果

測定日	朝食前	朝食2時間後	昼食前	昼食2時間後	夕食前	夕食2時間後
6/3	111		128		124	
6/4		134		136		146
6/5	126		137		141	
6/6		134		143		130
6/7	98		108		130	

赤字：血糖コントロール目標値(p.146)より高値.

スリン製剤レベミル®2単位が追加となり，ノボラピッド®も3-3-3に増量となりました．また，1日5回の分割食を開始することとなりました．

▶ **アセスメントと看護の方向性**

　Bさんは，インスリン自己注射をすることに対して，胎児に申し訳ないという思いをもっているようでした．Bさんの思いに寄り添い，インスリン自己注射に対する心理的負担を軽減できるように支援する必要があります．

　1日を通して血糖値が高いため，眠前にレベミル®2単位が追加となりました．インスリンが1種類追加となることで，不安が強くなる可能性もあります．Bさんがノボラピッド®とレベミル®の作用の違いを理解し，安心して実践できるような支援が必要です．

　また，食後の高血糖を避けるために分割食開始の指示がありました．仕事中に分割食を摂取するためには工夫が必要です．管理栄養士と情報共有しながら，Bさんが実践できる方法を検討していく必要があります．

▶ **看護の実際**

● 血糖自己測定の結果(表3-4)をもとに，インスリン自己注射の実践状況を振り返る

　　CN：「おなかに針を刺すのは不安だったと思いますが，インスリン自己注射をちゃんと継続できていますね．追加となったレベミル®は24時間効果を発揮するインスリンで，ノボラピッド®と同様，安全性が確保されていますから安心してくださいね．寝る前に注射するレベミル®は毎日同じ時間帯に注射することが望ましいのですが，何時頃なら注射できそうですか？」

　　Bさん：「子どもを寝かしつけながら一緒に寝てしまうこともあるので，注射しないで寝てしまうかもしれないと思うとちょっと心配」

　　CN：「レベミル®は24時間ゆっくりと効果を発揮する作用があり，ノボラピッド®は食後に血糖が高くなりすぎるのを抑える作用があります．それぞれ作用が異なりますので，夕食時にノボラピッド®とレベミル®を同時に注射してもいいですよ」

　　Bさん：「そのほうが安心です．ノボラピッド®と一緒に夕食の時に注射します」

　Bさんとの相談の結果，レベミル®は夕食時に注射することとし，医師に報告しました．

- 血糖自己測定の結果をもとに食事療法の実践状況を振り返る

> **食事の内容**
>
> 6：00頃　朝食．バターロール2個，チーズ，野菜ジュース，ヨーグルト，焼き芋
>
> 12：00　昼食（社員食堂）．米飯，味噌汁，焼き魚や生姜焼き等の主菜，ほうれん草のおひた
> しやサラダ等の副菜
>
> 19：00～20：00頃　夕食．米飯100g，味噌汁，から揚げ，レンコンのきんぴら等

CN：「表3-4を見ると，1日を通して血糖が高くなっているようですね」

Bさん：「つわりがなくなって，食べられるようになってきたから食べちゃったんですよ．この前，"食べなければいいんですよね"と管理栄養士さんに聞いたら，"食べないのもだめですよ"と言われたので，ちゃんと食べようと思ったんですよね．でも，ちょっと食べすぎたかも．仕事がデスクワークなので，ほとんど座ったままで動かないし，バランス良く食べないといけないと思って，野菜は食べるようにしていました」

CN：「朝食に摂取している焼き芋は，炭水化物で主食の仲間なので，分割食の際の補食には適しています．夕食では，野菜を食べるためにレンコンのきんぴらを摂取していますが，レンコンは炭水化物量が高く，味付けも甘くなっている可能性があり，血糖が上昇しやすいと思います．朝食の野菜ジュースは果物が含まれている飲みやすいものを選んでいるので糖質が15g含まれていて，これも血糖上昇の要因になっているようですね」

Bさん：「朝はサラダの準備をするのが面倒で，代わりに野菜ジュースを飲んでいたんです」

CN：「積極的に野菜を摂ろうと努力していますね．野菜に含まれる食物繊維は，食後の高血糖を抑えるのにとても効果的です．前日にあらかじめ野菜を準備して，水を切ってタッパーなどに入れておいて，朝はそれを冷蔵庫から出して食べると朝の貴重な時間が有効に過ごせますよ．前日に具だくさんの野菜スープを作っておくのもおすすめです」

Bさん：「そうですね．工夫してみます」

CN：「Bさんは朝食にチーズやヨーグルト，昼食・夕食では魚やお肉などでたんぱく質も摂っていて，バランス良く食べようと工夫されていますね」

Bさん：「赤ちゃんのためにもこれからも頑張ります」

- 管理栄養士による栄養相談を行う

　分割食の指示内容，自宅での食事の様子，基礎インスリン製剤の開始，追加インスリン製剤の増量について管理栄養士と情報共有し，分割食等に関して管理栄養士が指導を行いました．

> **食事療法の指示内容**
>
> ・Bさんの妊娠22週3日の体重：62.7kg（16週から＋2.2kg）
>
> ・推奨摂取エネルギー量：Bさんの標準体重53.5kg×30kcal＝1,605kcal
> 　　　　　　　　　　　　（医師の指示カロリー1,600kcal）
>
> ・分割食（1日5回）：1食400kcal×3回，補食200kcal×2回，糖質20～30gを目安にする．
> 　例）クッキー2枚＋牛乳200mL／おにぎり75g（小さめ1個）＋鮭1/3／コーンフレーク
> 　　＋無糖ヨーグルト／携帯しやすいバランス栄養食を活用する

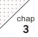

事例から学ぶ　妊娠糖尿病ケア

▶ **評価および次回の看護の方向性**

　はじめてのインスリン自己注射も勇気をもって実践し，継続することができています．
　つわりがなくなり食欲が改善しています．Bさんなりに野菜を摂取しようと努力している様子ですが，炭水化物を多く含む野菜であったり，糖質の多い野菜ジュースであったりと，糖質が過多になっています．効果的な野菜の摂取方法を理解し，工夫できるような提案が必要です．
　また，分割食を開始することとなったため，今後の血糖変動に注意します．

▶ **指導のポイント**

インスリン療法
- インスリン注射に生活を合わせるのではなく，できるだけ生活にインスリン注射を合わせられるような工夫を行う．

食事療法
- つわりがなくなり，食事摂取状況が変化する時期であることを念頭におき，妊婦とともに食事摂取状況の振り返りを行う．
- 野菜摂取の方法に悩む妊婦は多いので，野菜の効果的な活用方法を提案する．
- 分割食が始まると，何を食べたらよいか不安になる妊婦もいるので，管理栄養士と連携しながら効果的な分割食の方法を検討していく．

④ 4回目の介入（妊娠26週3日）

● 食事療法の実践状況や活動量を振り返る

> **食事・活動の内容**
> **体重**：64.5kg（前回から＋1.8kg，非妊時より＋4.5kg）
> **食事**：主食を統一し，野菜やたんぱく質を摂取できるように工夫し，バランス良く摂取していた．
> 　　　　野菜ジュースは控えるようにした．
> **分割食**：バームクーヘンやチョコチップクッキー，バランス栄養食等を活用し，職場でも気軽に摂取できるようなものを工夫していた．
> **活動量**：土日は家族で出かける機会を作り，活動量を維持できるように工夫していた．

　血糖は安定していましたが，まだ高いため，レベミル®が4単位に増量となりました．

▶ **アセスメントと看護の方向性**

　良好に血糖を維持するため，忙しい生活のなかでもBさんなりに野菜の摂取や分割食の実践，活動量の維持に向けて工夫していました．Bさんが前向きにこの状態を維持できるよう支援が必要です．

▶ 看護の実際

　看護師は，Bさんが仕事も育児も頑張りながら食事療法を実践し，活動量を維持するための工夫をしていることを賞賛しました．

CN：「Bさんは仕事をしながら保育園の送り迎えや息子さんのお世話もなさっていて，さらに血糖コントロールのことも考えなくてはならず，大変でしたね．でも，食事はバランス良く食べられていますし，慣れない分割食も工夫できています．週末に家族で出かけて体を動かすとリフレッシュできますね．よく頑張っていると思いますよ」

Bさん：「これでいいのか自信がなかったけど，そう言ってもらえると自信になります」

▶ 評価および次回の看護の方向性

　うまく実践できていることを言葉で伝えることでBさんの自信につながり，継続の意欲を高めることができたのではないかと思われます．妊娠後期に入るとますます血糖値が上昇する可能性があるため，血糖変動に注意していく必要があります．

▶ 指導のポイント

- 妊婦は，「これでいいのかな」と日々迷いながら生活していることが多いので，工夫していること，管理ができていることに対しては，「ちゃんとできています」と言葉で伝え，療養行動に自信がもてるよう支援する．

2 》 妊娠後期

1 5回目の介入（妊娠30週3日）

- Bさんと一緒に食生活を振り返り，急激な体重増加や高血糖の要因を検討する

> **Bさんの体重**
> - 体重：67.3kg（前回から＋2.8kg，非妊時より＋7.3kg）
> - 急激な体重増加あり

　胎児の成長具合について，産科医師からどのような説明を受けているのかBさんに確認すると，「少し大きいくらいだけど，大丈夫と言われました．でも，体重が急に増えちゃったから心配です」と話されました．血糖測定の結果を確認し，食生活の振り返りを行うこととしました．

Bさん：「仕事が忙しくて帰りが遅くなったり，子どもが風邪をひいたり，保育園の行事があったりといろいろと大変で，夕食はうどん，パスタ，チャーハンのような簡単な食事が多くなっていました．麺類が血糖値を上げることはわかっていたんですけど，ついつい簡単にすませていたのが良くなかったんだと思います．以前は夕食の支度にあわせて朝食用のサラダを作っていましたけど，最近はそれもしていなくて，バランスが悪くなっていました」

- 低血糖症状出現時の症状と対応を振り返る

Bさん：「食事をしようと思ってインスリンを注射したのに，子どもの面倒をみていたら，思ったより食べられなかったことがありました．寝る前に，"何か変だな"と思って血糖を測定したら52mg/dLで，低血糖だと気づいてはじめてブドウ糖を使いました．低血糖になって

も赤ちゃんは大丈夫ですか？」

CN 「それは心配でしたね．すぐに対処して回復できているので大丈夫ですよ」

▶ アセスメントと看護の方向性

　Bさんは，急激な体重増加による胎児への影響に不安をもっていました．仕事や育児が優先され，血糖管理を中心に生活することが難しかったようです．食事は簡単にすませるために炭水化物が多くなっており，そのことが体重増加や高血糖を招いた要因の一つと考えられます．妊娠後期になり，胎盤産生ホルモンの影響でさらに高血糖を招いている可能性があるため，食生活の改善が必要です．低血糖時は慌てず対処できていますが，インスリン注射をしているので，摂取量を控えるだけではなく適正量の食事摂取を意識することも重要です．

▶ 看護の実際

　急激な体重増加や低血糖の経験によるBさんの不安な思いを受けとめました．Bさんは食事バランスが悪くなっており，炭水化物の過剰摂取があることに気がついているようなので，以前のように工夫ができそうかを確認しました．

Bさん 「夫にも協力してもらって，なんとか調整できるようにします．もうすぐ育休に入るので，もう少し頑張れると思います」

CN 「頑張りすぎないようにしてくださいね．インスリン注射をしているので，食事は過剰摂取にならないように配慮するだけではなく，適正量の摂取も意識することが重要ですよ」

Bさん 「そうですね．低血糖になった時に私もそう思いました．気をつけます」

　低血糖に関してはきちんと対応できていること，低血糖症状があってもすぐに適切な対応ができ，何度も繰り返すことがなければ，胎児には影響がないことを説明しました．

　医師より，朝食前と毎食後2時間の1日計4回の血糖測定を実施するようにと指示変更がありました．

▶ 評価および次回の看護の方向性

　急激に体重が増加した理由は，体重が増えやすい時期であることに加え，忙しい生活のなかで，血糖管理・体重管理に気を遣うことができなかったことが要因のようです．Bさんは，振り返りのなかで炭水化物がメインの単品の食事になっており，野菜やたんぱく質が不足していることに気がついており，食生活の改善点は理解しています．体重増加や高血糖がみられることから「頑張らなければ」と気負い過ぎているので，1人で抱え込まず夫にも協力してもらいながら，Bさんの生活環境の調整，食生活の改善が図れるように支援が必要です．

▶ 指導のポイント

・体重が増加しやすい時期であり，血糖管理に加えて体重管理が重要である．

・炭水化物の過多や食事バランスの乱れは，血糖や体重に影響をもたらすため注意が必要である．

・Bさんの場合は食生活の問題点を理解し，改善点も見出すことができている．このような場合は，妊婦の決定を尊重し，改善策を実践できるよう支援することが必要である．

・頑張りすぎている，気負いすぎている様子がみられる場合は，1人で抱え込まず家族や周囲に協力してもらえるような働きかけも必要である．

2 6回目の介入（妊娠34週3日）

● 血糖自己測定の結果をもとに，インスリン調整について振り返る

　前回の受診時，Bさんは医師からインスリンの調整方法について以下のような指示を受け，実践していました．血糖自己測定の結果（表3-5）や食生活を確認しながらインスリン調整について振り返りました．

> **インスリンの調整方法（医師からの指示）**
> 食後2時間の血糖値120mg/dL以上が2回続いたら，翌日の食前のインスリン量を1単位増量する．
> 例）昨日・今日ともに朝食2時間後の血糖値が120mg/dL以上
> 　　⇒明日の朝食前のインスリン量＋1単位
>
> **Bさんが実践していた調整方法**
> ノボラピッド®5-5-7，レベミル®5

Bさん：「先生から血糖が高くなった時のインスリンの増やし方を教えてもらっていたので，高血糖が続く時はインスリンの単位を増やしました．インスリンをたくさん注射するのは赤ちゃんに良くないんじゃないかと思って気になります．でも，インスリンを多く注射しないと血糖が上がるので心配でした」

CN：「インスリンの単位を増やすことは勇気が必要だったかもしれませんが，よくできましたね．この方法で大丈夫ですよ」

Bさん：「それなら安心しました．でも，お腹がつまめないし，針も見えづらいので注射する場所がなくなってきました」

CN：（実際の注射部位を手で示しながら）「お腹だけではなく，大腿部に注射しても大丈夫ですよ」

Bさん：「試してみます．最近はお腹が苦しくてあまり食べられないのに血糖が上がっています．出産したら本当に血糖が下がりますか？」

CN：「以前もお話ししたとおり，赤ちゃんに栄養や酸素などを届けている胎盤から出るホルモンが血糖を上昇させているので，出産して胎盤が娩出されると血糖は下がってきますから

表3-5　妊娠34週3日の受診時にBさんが持参した血糖自己測定結果

測定日	朝食前	朝食2時間後	昼食前	昼食2時間後	夕食前	夕食2時間後
8/26	101	92		120		113
8/27	92	119		130		125
8/28	84	108		123		121
8/29	99	105		76		118
8/30	89	127		78		104

赤字：血糖コントロール目標値（p.146）より高値．

安心してください．出産時にお母さんの血糖値が高いと，赤ちゃんが低血糖の状態で生まれてくる可能性があるので，出産まで血糖を良い状態に保てるよう一緒に頑張りましょうね」

Bさん：「赤ちゃんが無事に産まれてくれるように，頑張ります」

CN：「今，2週に1回産婦人科を受診していますよね．もし不安な時は，受診時に助産師さんに相談しても良いですし，電話で相談してくれても良いですよ．ふだんから助産師さんとはすぐに相談できるようにしていますので，安心して声をかけてくださいね」

▶ アセスメントと看護の方向性

　胎盤産生ホルモンの影響により，食事摂取量が少なくても高血糖を招いている可能性が高いと考えられます．Bさんは血糖測定の結果を見て，不安に思いながらもインスリン量を増量することができています．Bさんが医師の指示をもとに，インスリン量の調整を「きちんとできていた」ことを伝え，出産直前まで自信をもって血糖管理・インスリン調整ができるように支援が必要です．

　Bさんはインスリンの増量による赤ちゃんへの影響を心配していますが，不足しているインスリンを補充しているものであり，赤ちゃんに影響はないこと，むしろインスリンが不足するほうが問題であることを説明し，インスリン量を増やすべきタイミングを逃さないように支援することが必要です．

▶ 看護の実際

　血糖変動を見ながら，Bさん自身でインスリン量を調整することができていたことを賞賛し，きちんとできていることを言葉で伝えました．

　胎盤産生ホルモンにより食事摂取量が少なくても血糖が上昇しやすい状態になっていること，今後も血糖の変動に応じてインスリン量を増やすことが必要であること，出産する時に母親の血糖値が高いと胎児は低血糖になる可能性が高いため，出産まで血糖管理が重要であることを説明しました．そして，出産後，胎盤が娩出されたら血糖が下がってくることを伝えました．

　看護師と助産師が常に連携をとりながら支えていることを伝え，安心して血糖管理，出産に臨むことができるように支援しました．

▶ 評価および次回の看護の方向性

　Bさんはインスリン量が増えることに対して不安をもっていました．それでも血糖変動を確認し，インスリン量を調整することができていました．出産まで血糖管理を継続し，母体も新生児も健全な状態で出産できるように支援が必要です．

▶ 指導のポイント

・高血糖状態は妊婦の療養行動のみに由来するものではなく，出産に向けた身体状態の変化によるものであることを伝え，Bさんが落ち着いて対処できるよう支援する．

・出産を控え，血糖も上昇しやすく不安になりやすい時期であるため，看護師と助産師が密に

連携をとりながらBさんを支えられるよう協力体制を築くことが重要である.

3 》》 分娩期・産褥期 (妊娠38週〜)

● 無事の出産をともに喜び,頑張りを労うとともに,3か月後の75gOGTT検査受診を勧める

> **Bさんおよび児の状態**
>
> **Bさん**：妊娠38週に3,450gの男児を出産. 出産後は血糖値が改善し,インスリン療法は中
> 止となった.
> **新生児**：出産時,男児は低血糖となり,一時的にNICU管理となったが,2日後には状態安定し,
> 母子同室となった.

▶ アセスメント

新生児は3,450gであり少し大きめで,出産時に低血糖がみられました. 母体が高血糖な状態での出産であったことが影響していると考えられます. それでも無事に出産できたことは,仕事と育児をしながら血糖管理も実践してきたBさんの頑張りと家族の協力によるものが大きいといえます.

▶ 看護の実際

Bさんが無事出産できたこと,妊娠経過中ずっと血糖管理を頑張っていたことを労い,一緒に喜びました. 3か月後に再度75gOGTT検査を実施することを説明し,必ず受診するように伝えました.

4 》》 退院後 (産後3か月)

Bさんは,第2子とともに75gOGTT検査のために来院し,1週間後に結果説明のために来院されました. 笑顔で子育ての話をされ,明るい表情でした. 75gOGTTの結果は正常でした.

▶ アセスメント

Bさんは表情も明るく,育児を頑張っているようです. 75gOGTTの結果は正常でしたが,将来糖尿病を発症するリスクは高いので,発症予防のために今後もバランスの良い食生活を継続し活動量を維持することが重要です. また,体重管理を実践し,健康診断を定期的に受診する必要があります.

▶ 看護の実際

一度GDMを経験した女性は糖尿病のハイリスク群であり,正常妊婦と比較すると相対危険度は7.4倍であること,今後もバランスの良い食事を心がけ,過剰なエネルギー摂取を控えること,活動量の維持が必要であることを「妊娠糖尿病を経験した方へ」のパンフレットをもとに説明しました. Bさんは定期的に会社の健診を受けているので,必ず血糖値,HbA1cを確認するように伝えました.

また，今後第3子を希望するなら，少しでも良い状態で妊娠するために，特にバランスの良い食事や活動量の確保，体重コントロールを日頃から実践したほうが良いことを伝えました．産婦人科受診時には，第2子妊娠時に妊娠糖尿病と診断されたことを事前に医療者に伝えること，血糖の状況によっては今回のようにインスリン自己注射，血糖自己測定が必要になることを説明しました．

Bさんは，「血糖値が正常になっていて安心しました．体重をもう少し減らせるようにしたいと思っています」と話されました．

▶ 今後の課題

GDMを経験した方は，正常妊婦と比較すると糖尿病を発症する可能性が高く，将来にわたって，食事や活動量の維持，体重管理などに気遣いながら生活し，発症予防を行う必要があります．Bさんは今後も妊娠する可能性があるため，その際に不安にならずに対処できるように継続的な支援が必要です．

▶ 指導のポイント

GDM既往女性は糖尿病発症リスクが高いことを理解し，予防行動がとれるように支援する．
- 母乳による育児を継続する．
- 健康的な食習慣(バランス・量・内容・摂取時間等)を意識して生活する．
- こまめに体を動かす．
- 標準体重を目標に体重管理をする．
- 定期的に健康診断を受ける．

■ 文 献

1) 日本産科婦人科学会, 日本産婦人科医会編：CQ005-2 妊娠糖尿病(GDM), 妊娠中の明らかな糖尿病, ならびに糖尿病(DM)合併妊婦の管理・分娩は？「産婦人科診療ガイドライン―産科編2017」, pp.29-31, 日本産科婦人科学会, 2017.

Column ❹ インスリン療法の基礎知識

妊娠中に薬物療法による血糖コントロールが必要となった場合は，インスリン療法を行います．インスリン療法の基本事項を確認しておきましょう．

◆ インスリン製剤の種類

インスリン製剤は，作用発現時間や作用持続時間によって，超速効型インスリン，速効型インスリン，中間型インスリン，持効型溶解インスリン，混合型インスリン，配合溶解インスリンに分けられます．中間型インスリン，持効型溶解インスリンは基礎インスリン分泌を，超速効型インスリン，速効型インスリンは追加インスリン分泌を補います．混合型インスリン，配合溶解インスリンは基礎インスリン分泌と追加インスリン分泌を補う製剤を混合したインスリンです．

◆ インスリン製剤の選択

これまで，妊娠中に使用するインスリンは，米国食品医薬品局（Food and Drug Administration；FDA）による薬剤胎児危険度分類に基づき，カテゴリーBに該当する製剤が使用されてきました．FDAは，2014年12月に薬剤胎児危険度分類廃止を発表し，2015年6月から妊娠に関する記述型の添付文書を義務づけるようになりました．添付文書上の妊婦への安全性についての記載は，どの製剤も「慎重投与」となっています．それぞれのインスリン製剤の利点・欠点を評価し，妊婦や家族に十分な説明を行ったうえでインスリン製剤を選択することが重要になります．

◆ インスリン自己注射の手順

それぞれのインスリン製剤には，注射手順が記載された説明書が添付されています．その手順に従って自己注射指導をします．

1) 準備（図3-4）
(1) 手を洗う．
(2) インスリン注入器，注射針，消毒用アルコール綿を準備する．

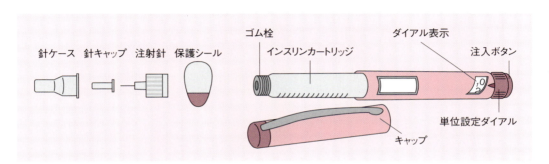

図3-4 インスリン注入器用注射針とインスリン注入器

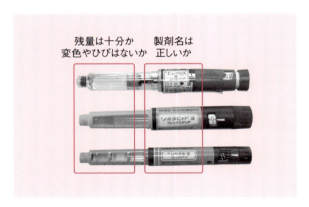

図3-5 インスリン注入器のチェックポイント

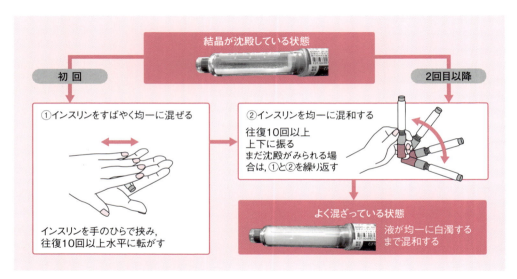

図3-6 懸濁製剤の混和

(3) インスリン製剤名を確認する（図3-5）．
(4) インスリン注入器のキャップを外し，薬液の残量があること，薬液に変色がないこと，薬液の入っている容器部分にひびがないことを確認する（図3-5）．
(5) 懸濁製剤（白濁した製剤）は薬液全体が均一に白く濁るまで混ぜる．はじめて使用する時はインスリン注入器を手のひらに挟み，往復10回以上水平に転がす．2回目以降は往復10回以上上下に振る（図3-6）．
(6) インスリン注入器の先のゴム栓の部分を消毒用アルコール綿で消毒する．
(7) 注射針の保護シールをはがし，インスリン注入器に水平に差し込んで，注射針を回して取り付ける．
(8) 試し打ちをする．
　① 単位設定ダイアルを回し，ダイアル表示を「2」に合わせ，注射針の針ケースと針キャップを外す．

②針先を上に向けて垂直に持ち，インスリン注入器の上部を軽くたたいて薬液内の空気を上に集める．
　　③針先を上に向けたまま注入ボタンを押し，インスリン液が出ることを確認する．
(9)ダイアル表示が「0」であることを確認し，単位設定ダイアルを指示単位に合わせる．

2)実施

(1)注射部位の皮膚を消毒用アルコール綿で消毒し，アルコールが揮発して皮膚が乾いていることを確認する．
(2)単位設定ダイアルが見えるようにインスリン注入器を持ち，皮膚に対して垂直に針を刺す．
(3)ダイアル表示が「0」になるまで，注入ボタンを真上からゆっくりと押す．
(4)注入ボタンを押したまま5〜10秒待つ(図3-7)．
(5)注入ボタンを押したまま針を抜く．
(6)注射部位は揉まない．

3)後片付け

(1)注射針に針ケースを付け，注射針を回してインスリン注入器から外して，危険のないように廃棄する．
(2)インスリン注入器にキャップをかぶせる．
(3)注射針は医療廃棄物であり，医療機関や薬局で廃棄する．インスリン注入器は自治体の処理方法に準ずる．

◆ インスリン自己注射指導時の留意点

1)インスリンの保管方法

・未使用のインスリン製剤は凍結を避け，2〜8℃で遮光保管します．使用開始後は遮光して室温保存します．インスリン製剤は凍結や高温により変性し薬効が失われるので，保管温度に注意が必要です．
・懸濁製剤は薬液が混和しにくくならないように，インスリン注入器を寝かせて保管します(図3-8)．

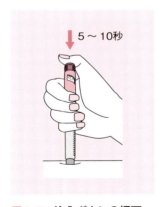

図3-7　注入ボタンの押下
注入ボタンを押したまま5〜10秒待ち，注射針を抜くまで注入ボタンは押したままにする．

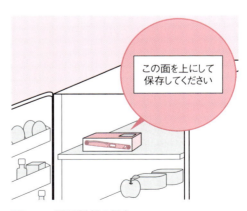

図3-8　懸濁製剤の保存
立てずに寝かせて保管する．製剤のパッケージに「この面を上にして保存する」など保管方法についての記載がある場合は指示に従う．

2）注射針の取り付け

- 注射針はインスリン注入器に水平に差し込んで取り付けます．注射針を斜めから取り付けると内側の針が曲がってゴム栓に刺さらず，インスリンが出ないことがあります（図3-9）．
- 注射針はインスリン注射時に取り付け，注射後は外して保管します．注射針を付けたままにしておくと，外気温によって薬液が漏れ出たり，薬液内に空気が入ったりすることがあります．

3）注射部位と注射針

- インスリンの注射部位は，腹部，上腕外側，大腿外側，殿部が推奨されます（図3-10）．特に腹部は吸収が速やかで，運動による影響を受けにくいことなどから，注射部位として適しています．しか

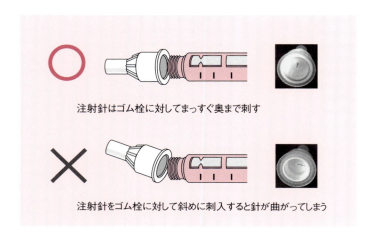

図3-9 インスリン注入器への注射針の取り付け
注射針はインスリン注入器に水平に差し込み，取り付ける．注射針を斜めから取り付けると，内側の針が曲がりインスリン注入器のゴム栓に刺さらず，インスリンが出ないことがある．

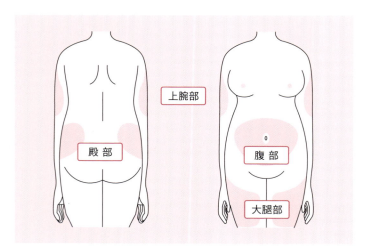

図3-10 推奨される注射部位
妊婦では腹部または大腿部への注射が多い．

し，妊娠中は腹部へのインスリン注射に躊躇することが考えられます．注射針の長さは，4mm，5mm，6mm，8mmと種類があるので，短い注射針を選択することが可能です．また，臍周囲を避けて皮膚を軽くつまみ上げて針を刺せば安全に注射することができます．妊婦の状況に応じて，腹部以外で自己注射可能な部位を検討してもよいでしょう．

・同じ部位にインスリン注射を繰り返すと，注射部位に皮下組織の脂肪増生（lipohypertrophy）をきたすことがあります．この部位ではインスリンの皮下吸収が阻害されるため，血糖コントロールに影響します．妊娠糖尿病ではインスリン治療が長期間に及ぶことは少ないですが，妊娠後期になりインスリン投与量が増加することが考えられるので，注射する場所は毎回2～3cmずつずらすようにしましょう（図3-11）．

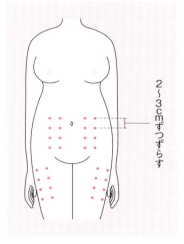

図3-11　注射部位の移動

4）インスリンの注入

・インスリンを注入した後，すぐに注入ボタンから指を離すと，薬液内に血液が逆流することがあります．血液が混入したインスリン製剤は使用できませんので，注射針を抜くまで注入ボタンは押したままにします（図3-7）．

❖ 低血糖

低血糖は，インスリン療法において高い頻度でみられる副作用です．妊娠中は正常値に近い厳格な血糖管理を行うために低血糖をきたしやすく，低血糖の予防や対応についての教育が重要です．

1）症状

血糖値がおよそ70mg/dL以下になると，発汗，動悸，頻脈，手指振戦，顔面蒼白，不安感などの交感神経刺激症状が出現します．血糖値が50mg/dL程度まで低下すると，頭痛，目のかすみ，空腹感，眠気などの中枢神経症状が起こり，50mg/dL以下ではさらに意識レベルの低下，異常行動，痙攣などが出現し，昏睡に陥ります．

2）原因

妊娠初期には妊娠悪阻により食事摂取量が不安定となり，低血糖を起こしやすくなります．妊娠中期以降では，体重増加を気にして糖質摂取量を制限すると低血糖の原因となります．また，分娩後，血糖値は速やかに低下するので注意が必要です．

3）対応

低血糖時にはブドウ糖5～10gを経口摂取します．ショ糖ではブドウ糖の倍量を摂取しますが，ブドウ糖に比べ効果の発現が遅れるので，いつもブドウ糖を携帯しておくようにします．症状が回復しても再度低血糖を起こすことがあるので，必要に応じて補食をします．

索 引

あ
アセスメント ……………………… 62
アセトン …………………………… 32
アセト酢酸 ………………………… 32
アドバンス助産師® ………… iii, iv, 87

い
インスリンの保管方法 …………… 161
インスリン感受性 ………………… 6
インスリン自己注射の手順 ……… 159
インスリン自己注射指導 ………… 149
インスリン製剤 …………………… 159
インスリン抵抗性 …………… 5, 85
インスリン分泌 …………………… 124
　——の日内変動 ………………… 4
インスリン療法 …………………… 19
異化 ………………………………… 3
意思決定支援 ……………………… 68
遺伝 ………………………………… 117

う
ウォーキング ……………………… 79
うつ病 ……………………………… 65
運動療法 ……………………… 76, 90

え
エクササイズ ……………………… 78
エジンバラ産後うつ病質問票 … 71, 89
エストロゲン ……………………… 7
エネルギーの摂取と消費 ………… 108

お
おかあさんやすめ ………………… 136
悪阻 ………………………………… 67

か
家族看護 …………………………… 55
家族指導 …………………………… 103
過粘稠度症候群 …………………… 101

き
飢餓亢進状態 ……………………… 4
基礎インスリン分泌 …… 34, 124, 159
基礎分泌 …………………………… 124
基本診療料 ………………………… 37
急性効果 …………………………… 76
巨大児 ……… 20, 23, 86, 114, 116

く
グリコアルブミン ……………… 90, 142
グルコースチャレンジ試験 ……… 16
グルコース輸送体 4 ……………… 6

け
ケトアシドーシス ………………… 32
ケトーシス ………………………… 32
ケトン体 …………………………… 20
ケトン体検査 ……………………… 143
ケトン体産生 ……………………… 4
劇症 1 型糖尿病 …………………… 30
劇症 1 型糖尿病診断基準 ………… 31
血中ケトン体 ……………………… 32
血糖コントロール目標値 ………… 66
血糖自己測定 ……………… 18, 74, 83
　——の手順 …………………… 75
血糖値 ……………………………… 142
　——の日内変動 ……………… 3
結婚年齢 …………………………… 46

こ
子育て ……………………………… 51

呼吸障害 …………………………… 100
光線療法 …………………………… 101
高インスリン血症 ……………… 4, 106
高ケトン血症 ……………………… 4
高ビリルビン血症 ………………… 101
高年妊娠 …………………………… 49
合成代謝 …………………………… 3
混合型インスリン ………………… 159

さ
在宅自己注射指導管理料 ……… 38, 40
在宅妊娠糖尿病患者指導管理料
　……………………… 38, 40, 41, 83
在宅療養指導管理材料加算 …… 38, 40
在宅療養指導管理料 …………… 38, 40
在宅療養指導料 ………………… 37, 38
産後ケア事業 ………………… 107, 108
産後うつ病 ………………………… 65
産婦健康診査事業 ………………… 51

し
子宮内胎児死亡 …………………… 86
自己効力感 ………………………… 71
持効型溶解インスリン …………… 159
持続血糖モニター ………………… 113
持続血糖測定 ……………………… 84
周産期合併症 ……………………… 23
修正ペダーセン仮説 …………… 10, 25
出産年齢 …………………………… 48
循環血漿量 ………………………… 2
助産実践能力習熟段階 …………… 87
情緒的変化 ………………………… 57
情報収集 …………………………… 61
食事療法 ……………… 18, 75, 89
　——の目的 …………………… 60
食生活改善 ………………………… 53
食物の消化時間 …………………… 124
食物繊維 …………………………… 62
診療報酬制度 ……………………… 36

新生児呼吸窮迫症候群 …… 20, 25, 100

す

スクリーニング …………… 15, 16, 73
スライディングスケール ………… 95

せ

生産分娩率 ………………… 49
先天奇形 ………………… 23
穿刺部位 ………………… 84

そ

総合周産期特定集中治療室管理料‥ 38
速効型インスリン ……………… 159

た

多血症 ………………… 101
多疾患罹患状態 ………………… 73
多職種協働 ………………… 111
多職種連携 ………………… 118
代謝 ………………… 3
退院指導 ………………… 102
胎児プログラミング仮説 ………… 7
胎児死亡 ………………… 86
胎児心拍数モニタリング ………… 88
胎児染色体異常 ………………… 49
胎児発育曲線 ………………… 9
胎児発育速度 ………………… 9
胎児発育不全 ………………… 23, 86
耐糖能異常合併妊娠 ………………… 23

ち

中間型インスリン ……………… 159
注射部位 ………………… 162
超速効型インスリン ……………… 159

つ

追加インスリン分泌 ……… 34, 124, 159

て

低カルシウム血症 ……………… 106
低血糖 …………… 100, 116, 148, 163

と

糖代謝異常妊婦支援チーム ……… 121
糖尿病合併妊娠 ………………… 14
糖尿病ケトアシドーシス ………… 32
糖尿病透析予防指導管理料 … 38, 39
同化 ………………… 3
同化促進状態 ………………… 4
特定妊婦 ………………… 51
特掲診療料 ………………… 37, 40

な

内科合併症 ………………… 2

に

ニフェジピン ………………… 81
乳腺炎重症化予防ケア・指導料
 ………………… 38, 39
乳幼児健診 ………………… 110
尿ケトン体 ………………… 32
尿タンパク ………………… 143
尿糖 ………………… 142
妊娠期の感情の変化 ……………… 57
妊娠期の基本的な心理的過程 ……… 57
妊娠高血圧症候群 ………… 7, 86
妊娠中のエネルギー必要量 ………… 60
妊娠中の明らかな糖尿病 ………… 14
妊娠中の推奨体重増加量 ………… 61
妊娠糖尿病 ………………… 3, 14, 31
 ── のリスク因子 ………… 16
 ── の再発率 ………… 105

の

── の定義 ………………… 15
── の歴史 ………………… 12
認知行動療法 ………………… 71

は

ハイリスク妊娠 ………………… 2
ハイリスク妊娠管理加算 ………… 38
ハイリスク分娩管理加算 ………… 38
配合溶解インスリン ……………… 159

ひ

ヒト胎盤性ラクトゲン ……………… 7
ビリルビン ………………… 101

ふ

フィジカルアセスメント ………… 94
フォローアップ …………… 107, 110
プロゲステロン ………………… 7
プロラクチン ………………… 7
不妊 ………………… 48
分娩のタイミング ……………… 20
分娩時の母体血糖値 ……………… 20

へ

ヘルス・リテラシー ……………… 67
ペップトーク ………………… 81

ほ

母児早期接触 ………………… 115
母乳育児 ………………… 102, 116
母乳育児支援 ……… 102, 109, 110

ま

マイナートラブル ………………… 53
まごはやさしい ………………… 136
慢性効果 ………………… 76

165

め

メタボリック症候群 …………… 26
メトホルミン ……………………… 66
メンタルヘルス ………… 50, 65, 88

や

薬物療法 ………………………… 66

よ

羊水過少症 ……………………… 23
羊水過多 ………………………… 86
羊水過多症 ……………………… 23

り

リスク因子法 …………………… 16
リトドリン塩酸塩 ………… 23, 81
離乳食 ………………………… 110
流産 ……………………………… 23
臨床推論 ………………………… 28

れ

レプチン ………………………… 7

わ

ワンオペ育児 …………………… 52

数字・A〜Z・他

1か月健診 …………………… 103
accelerated starvation …………… 4
CGM ……………………… 84, 113
CLoCMiP® ……………………… 87
continuous glucose monitoring
………………………… 84, 113
Developmental Origins of Health
and Diseases ……………… 7
DOHaD ………………………… 7
Edinburgh postnatal depression
scale ………………… 71, 89
EPDS …………………… 71, 89
facilitated anabolism …………… 4
fetal growth restriction …… 23, 86
FGM ……………… 84, 113, 134
FGR ……………………… 23, 86
flash glucose monitoring
………………… 84, 113, 134
GA ……………………… 90, 142
GCT …………………………… 16
GDM …………………………… 3
gestational diabetes mellitus …… 3
glucose challenge test ………… 16
glucose transporter …………… 6
GLUT4 ………………………… 6
glycated albumin ………… 90, 142
HbA1c ……………………… 142
HDP ……………………… 7, 86
Health literacy ……………… 67

HELLP症候群 ………………… 29
hPL ……………………………… 7
human placental lactogen ……… 7
Hyperglycemia and Adverse
Pregnancy Outcomes (HAPO)
研究 ………………………… 13
hypertensive disorder of
pregnancy ……………… 7, 86
IDM ……………………… 23, 25
infant of diabetic mother …… 23, 25
intermittently scanned (viewed)
CGM ……………………… 113
intrauterine fetal death ………… 86
IUFD …………………………… 86
multimorbidity ………………… 73
M字カーブ ……………………… 46
Pedersen (ペダーセン) 仮説 …… 24
pep talk ……………………… 81
RDS ……………… 20, 25, 100
respiratory distress syndrome
………………………… 20, 100
SBAR …………………………… 29
self-efficacy ………………… 71
self-monitoring of blood glucose
………………………… 74, 83
SMBG …………………… 74, 83
TNF-α …………………………… 7
β−ヒドロキシ酪酸 ………… 32, 143

助産師のための
妊娠糖尿病ケア実践ガイド　　ISBN978-4-263-23732-8

2019年10月15日　第1版第1刷発行

編　著　福井トシ子

　　　　井本寛子

発行者　白石泰夫

発行所　医歯薬出版株式会社

〒113-8612　東京都文京区本駒込 1-7-10
TEL.　(03) 5395-7618（編集）・7616（販売）
FAX.　(03) 5395-7609（編集）・8563（販売）
https://www.ishiyaku.co.jp/
郵便振替番号　00190-5-13816

乱丁,落丁の際はお取り替えいたします.　　印刷・壮光舎印刷／製本・愛千製本所

© Ishiyaku Publishers, Inc., 2019. Printed in Japan

本書の複製権・翻訳権・翻案権・上映権・譲渡権・貸与権・公衆送信権（送信可能化権を含む）・口述権は,医歯薬出版（株）が保有します.
本書を無断で複製する行為（コピー,スキャン,デジタルデータ化など）は,「私的使用のための複製」などの著作権法上の限られた例外を除き禁じられています.また私的使用に該当する場合であっても,請負業者等の第三者に依頼し上記の行為を行うことは違法となります.

JCOPY　＜出版者著作権管理機構　委託出版物＞
本書をコピーやスキャン等により複製される場合は,そのつど事前に出版者著作権管理機構（電話 03-5244-5088,FAX 03-5244-5089,e-mail: info@jcopy.or.jp）の許諾を得てください.